ANURAG VINOD
K. RESHMA PAI

PEDODONTIA BIOMIMÉTICA E DENTISTERIA INTELIGENTE

ANURAG VINOD
K. RESHMA PAI

PEDODONTIA BIOMIMÉTICA E DENTISTERIA INTELIGENTE

ScienciaScripts

Imprint

Any brand names and product names mentioned in this book are subject to trademark, brand or patent protection and are trademarks or registered trademarks of their respective holders. The use of brand names, product names, common names, trade names, product descriptions etc. even without a particular marking in this work is in no way to be construed to mean that such names may be regarded as unrestricted in respect of trademark and brand protection legislation and could thus be used by anyone.

Cover image: www.ingimage.com

This book is a translation from the original published under ISBN 978-620-7-99940-8.

Publisher:
Sciencia Scripts
is a trademark of
Dodo Books Indian Ocean Ltd. and OmniScriptum S.R.L publishing group

120 High Road, East Finchley, London, N2 9ED, United Kingdom
Str. Armeneasca 28/1, office 1, Chisinau MD-2012, Republic of Moldova, Europe
Printed at: see last page
ISBN: 978-620-8-05531-8

<u>RECONHECIMENTO</u>

Em primeiro lugar, agradeço a Deus todo-poderoso por me ter dado o que eu desejava e por me ter ajudado ao longo do meu percurso de vida. Expresso a minha profunda gratidão aos meus queridos pais, **Sr. Vinod Kumar** e **Sra. Leena**, que tudo fizeram por mim na minha vida até hoje. Nunca teria chegado a lado nenhum sem as suas bênçãos, o seu apoio e as suas orações. Tudo o que consegui na minha vida deve-se às suas orações intermináveis e ao seu imenso apoio. Agradeço também ao meu querido irmão, **Sr. Sangeeth Vinod**, pelo seu apoio, carinho e motivação incondicional ao longo de todos estes anos.

(Dr.ª) K. Reshma Pai, Diretora e Chefe do Departamento de Pediatria e Medicina Dentária Preventiva, que me orientou ao longo deste trabalho com as suas valiosas sugestões e correcções, mesmo durante o seu horário atarefado. Não foi apenas a sua supervisão cuidadosa, mas também o seu cuidado pessoal e afeto que me deram a confiança necessária para concluir o meu trabalho. Estou-lhe grato pelo seu contínuo apoio e ajuda para que esta dissertação fosse um sucesso.

Agradeço à minha co-orientadora, **a Dra. Lakshmi Pallavi**, que me orientou e ajudou no meu trabalho ao longo deste processo exigente. A sua valiosa orientação e o seu constante encorajamento foram fundamentais durante este trabalho. Agradeço à **Dra. Evette Natasha** o seu apoio inigualável e o seu encorajamento constante ao longo de todo o processo. A sua motivação ajudou-me sempre a ultrapassar os momentos difíceis.

Gostaria de expressar a minha sincera gratidão ao **Dr. Harikrishnan S** por ter partilhado os seus valiosos conhecimentos para a realização desta dissertação. Expresso também a minha gratidão à **Dr.ª Patilla Amreen Shahban** e à **Dr.ª**

Raksha.S.Shetty por terem dado as suas valiosas sugestões e por serem um sistema de apoio constante.

Agradeço sinceramente à minha querida colega, **Dra. Nashitha Fathima Shamsuddin,** não só por me ter ajudado nesta dissertação, mas também por me ter apoiado constantemente ao longo destes anos e por ser a melhor colega que alguma vez poderia desejar. Gostaria de agradecer ao meu superior, **Dr. Bhagya**, por me ter motivado durante a realização desta dissertação e por me ter apoiado nos momentos difíceis.

Agradeço ao meu superior, **o Dr. Mohamed Labeeb K.P.**, por ter sempre estendido a sua generosa mão amiga e por ter contribuído constantemente para o meu trabalho com os seus valiosos contributos. Agradeço à **Dra. Saisree A.V** pelo seu apoio e encorajamento na conclusão da dissertação.

Agradeço também aos meus amigos **Dr. Ajin, Dr. Christeena, Dr. Swathi, Dr. Mohammed, Dr. Shifa, Dr. Sabeel, Dr. Soorya, Dr. Vinay, Dr. Jishnu, Dr. Tushar, Dr. Rithuvaren, Sr. Prasoon, Sr. Akshay** que, direta ou indiretamente, me ajudaram e me apoiaram nesta aventura. Agradeço também a todos por me motivarem e por me fazerem acreditar que tudo de bom acontecerá no momento certo. Agradeço também a todos os meus amigos e familiares que estiveram comigo durante a realização desta dissertação.

<u>ÍNDICE</u>

1. INTRODUÇÃO

A expressão "biomimética" foi cunhada pelo biofísico/engenheiro biomédico Otto Schmitt na década de 1950[1,2] e refere-se aos mecanismos multidisciplinares e aos materiais produzidos biologicamente para conceber novos produtos que imitam a natureza[1,3]. Biomimética deriva da palavra latina "bio", que significa vida, e "mimética" está associada à imitação ou mimetização de procedimentos bioquímicos com propostas da natureza. Na literatura, são utilizados vários sinónimos de biomimética, por exemplo, biónica, bioinspiração, biogénese, biomimética, biomimética e biomimetismo. Novas tácticas produziram estruturas hierárquicas através da reunião de iões inorgânicos de forma coordenada juntamente com moléculas de proteínas orgânicas análogas à biomineralização[4]. Por conseguinte, o conhecimento das estratégias biomiméticas crescentes tem preocupado o pensamento de mais de uma ideia da biologia, da química, do conhecimento tecnológico dos materiais e da bioengenharia. Para além disso, várias inovações de substâncias à nanoescala acentuaram um impulso importante no fabrico de substâncias biomiméticas através da utilização da nanotecnologia[2].

Na medicina dentária clínica, a biomimética refere-se à restauração da dentição afetada imitando as caraterísticas de um esmalte natural em termos de aspeto, biomecânica e competências úteis[12]. Por exemplo, as substâncias restauradoras adesivas demonstraram que a morfologia e a estética do esmalte imitam o esmalte natural[13]. Do mesmo modo, foram investigados revestimentos biomiméticos de implantes dentários de fosfato de cálcio (CaP) e HA para melhorar a osseointegração de implantes dentários e obter benefícios terapêuticos[14-16]. Além disso, os processos de engenharia de tecidos registaram resultados promissores na regeneração dos tecidos orais[17-18] . A regeneração endodôntica biomimética consiste na formação de uma barreira de dentina através de selantes de revestimento pulpar, na formação de raízes em algum ponto da apexogénese e da apexificação, na restauração apical através de obturações de paragem radicular e na regeneração da polpa através de técnicas de acolhimento de células[19-21] .

Desde sempre, os materiais utilizados em medicina dentária foram concebidos para serem passivos e inertes, ou seja, para apresentarem pouca ou nenhuma interação com os tecidos e fluidos corporais. Os materiais, como as amálgamas, os compósitos e os cimentos, eram frequentemente avaliados com base na sua capacidade de sobreviver sem interagir com o ambiente oral. O cenário atual mudou. Muitos dos materiais avançados utilizados na vanguarda da ciência dos materiais são funcionais: São necessários para realizar coisas e sofrer alterações intencionais, desempenhando um papel ativo na forma como a estrutura ou o dispositivo funciona. Atualmente, as tecnologias mais promissoras para a eficiência do tempo de vida e para uma maior fiabilidade incluem a utilização de "materiais bioresponsivos ou inteligentes". Diz-se que um material é "inteligente" se possuir uma grande capacidade para detetar e responder a qualquer alteração ambiental. Por conseguinte, estes materiais são também conhecidos como "materiais reactivos". Os materiais inteligentes podem ser definidos como materiais concebidos que possuem uma ou mais propriedades que podem ser significativamente alteradas de forma controlada por estímulos externos, como o stress, a temperatura, a humidade, o pH e os campos eléctricos ou magnéticos.

É encorajador testemunhar a emergência de guias biomiméticos nos sectores da engenharia robótica, do ensino interdisciplinar, dos biomateriais e do design comercial para estudantes universitários de graduação e de pós-graduação[5,6] . A este respeito, Cleymand et al. discutiram os princípios e exemplos reais de normas e ferramentas biomiméticas para o desenvolvimento de materiais mais recentes, novas técnicas de conceção e fabrico avançadas e metodologias de inovação utilizadas para estudantes universitários numa via de "biomimética"[5] .

As técnicas biomiméticas têm sido consideravelmente exploradas em várias disciplinas, como a medicina dentária. A medicina dentária contemporânea inclui a gestão dentária minimamente invasiva de tecidos defeituosos ou doentes com materiais bioinspirados para obter a remineralização. A posição instrumental do flúor no controlo da incidência e na prevenção da cárie dentária tem sido amplamente referida na literatura há mais de um quarto de século[7-9] . Mais recentemente, tem sido defendida uma expansão de formulações bioactivas, tais como micro e nano-hidroxiapatite (HA), fosfato tricálcico, trióxido mineral, fosfato de caseína e vidros bioactivos, devido à sua notável biocompatibilidade, biomimética, bioatividade e potencial de remineralização[10-11] .

2. HISTÓRIA DA BIOMIMÉTICA

A história remonta aos anos 50, quando Ottoschmit cunhou o termo biomimética. A palavra "biónica" foi utilizada pela primeira vez por Jack Steele em 1960. Embora o conceito fosse muito antigo, a sua aplicação real só foi possível recentemente devido à enorme investigação nos domínios da bioquímica e da biologia molecular. Pensa-se que as tentativas de substituir partes do corpo começaram há pelo menos 2500 anos, quando dentes artificiais foram esculpidos a partir de ossos de bois. Os implantes dentários rudimentares foram tentados já nos séculos I e II d.C. na população romana e nas -culturas pré-colombianas -da América Central e do Sul. A utilização de amálgama dentária para reparar dentes cariados foi registada na literatura chinesa que remonta ao ano de 659 d.C. A metade do século XX foi importante na história da medicina biomimética devido às invenções sofisticadas do pacemaker cardíaco, das válvulas cardíacas artificiais e da substituição da articulação do joelho. A perda acidental de órgãos e tecidos tem sido tratada através da reconstrução cirúrgica e a utilização de dispositivos mecânicos, como os dialisadores renais e o transplante de órgãos de um indivíduo para outro, tem vindo a aumentar nos últimos anos[3,4] .

3. OBJECTIVO

Os principais objectivos da medicina dentária biomimética são devolver ao dente a sua função, estética e resistência. Na abordagem convencional, são removidas mais estruturas dentárias; as estruturas dentárias doentes são substituídas por materiais rígidos. Estas técnicas e materiais reduziram o tempo de vida das restaurações e enfraqueceram as estruturas dentárias. Por conseguinte, estão a ser feitas tentativas para desenvolver materiais que regenerem as estruturas dentárias e substituam os tecidos dentários perdidos por processos que imitem os naturais.

4. TECIDO DURO DENTÁRIO

O esmalte natural é continuamente tomado em consideração como referência, mesmo quando se empregam técnicas biomiméticas para reparar tecidos dentários doentes ou fracturados. Os dentes humanos têm uma forma complicada, com um núcleo interno de polpa particularmente vascular, macia e sensível, rodeado por tecidos dentários e dentina bastante mineralizados (Figura 1). No ambiente oral dinâmico, o mecanismo de remineralização e desmineralização coexistem simultaneamente no decurso do estilo de vida de um dente. Por conseguinte, são descritas as caraterísticas anatómicas rápidas dos aditivos estruturais do dente humano, que consistem em dentes, dentina-polpa complicada (DPC) e cemento, para apreender estratégias biomiméticas.

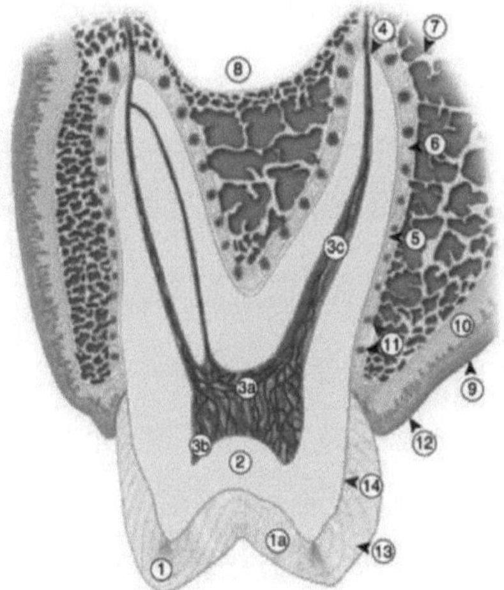

Figura 1. Secção transversal de um dente mostrando as caraterísticas estruturais do tecido dentário natural: (1) Esmalte;(1a), esmalte nodoso; (2) dentina; (3a) câmara pulpar; (3b) corno pulpar; (4) forame apical; (5) cemento; (6) ligamento periodontal; (7) osso alveolar; (8) seio maxilar; (9) mucosa; (10) submucosa; (11) vaso sanguíneo; (12) gengiva; (13) linha de Retzius; (14) DEJ

4.1 Esmalte

O esmalte é formado por meio da forma de rede cristalina excessivamente mineralizada de HA (90-92% usando quantidade), proteínas de matriz orgânica (1-2% em extensão) e água (quatro-12% em quantidade). A espessura dos dentes varia em áreas especiais de sites anatómicos em vários dentes; por exemplo, é milhas mais fino na junção cemento-esmalte (CEJ) em comparação com a superfície oclusal / incisal[22] . A espessura média do dente varia de 2 mm no aspeto incisal, 2,3-2,5 mm na cúspide pré-molar e um par de 2,5 - 3 mm nas cúspides molares. É excitante como os movimentos alimentares ocorrem quando as cúspides funcionais ocluem nas inclinações do dente contrário para transportar o bolo alimentar para a superfície facial e lingual do dente, devido à colocação estratégica das cúspides em oposição aos sulcos e fossas[23] . No assoalho do dente, uma fissura é a invaginação profunda dentro da área sulcada, enquanto uma fossa é o dente não coalescido no ponto mais profundo da fossa. Estas áreas de fossas e fissuras são locais potenciais de acumulação de biofilme, desmineralização e cárie dentária[24] .

A amelogénese refere-se ao desenvolvimento do esmalte, que é iniciado por células ameloblásticas originárias da camada celular germinativa embrionária ectodérmica. A estrutura microscópica dos dentes é constituída por hastes dentárias (prismas dentários), bainhas das hastes e tecido inter-hastes. O número aproximado de hastes de esmalte varia de 5 a 12 milhões entre os incisivos mandibulares e os molares maxilares, respetivamente. A variante que se segue, numa determinada fase da formação estrutural e mineral das hastes de esmalte, é conhecida como estrias incrementais de Retzius (anéis de crescimento), que podem ser moldadas ao longo da amelogénese (Figura 1). As hastes de esmalte estão geralmente alinhadas numa perspetiva direita (<90°) na junção do esmalte com a dentina, ou seja, junção dentinodente (DEJ), além do local cervical da superfície do dente em que as hastes estão posicionadas no caminho apical. Existe igualmente um dente prismático de 30 μm de espessura à volta da zona cervical que tem uma camada de esmalte mais mineralizada[25] . Embora os dentes tenham uma estrutura cristalina dura e densa, são, no entanto, permeáveis a iões e moléculas seguras que podem adicionalmente passar através das bainhas das hastes devido à formação de fissuras e à forma hipo-mineralizada dos dentes[25] . Os conteúdos orgânicos do esmalte e da água têm uma posição generalizada no transporte de iões através das áreas intercristalinas das hastes dentárias[22] . No entanto, devido à maturação dos dentes com a idade, esta permeabilidade diminui com o tempo. O esmalte é frágil por natureza e tem um módulo de elasticidade e uma energia de compressão mais elevados do que a dentina, mais resistente e flexível.

Assim, é muito importante que as hastes de esmalte sejam suportadas pela dentina para a sua potência, uma vez que a capacidade do esmalte para enfrentar as forças mastigatórias depende largamente da dentina através da DEJ. Embora o esmalte seja uma das estruturas mais duras (a dureza é mais baixa no DEJ), ele solubiliza-se no meio ácido devido ao ataque bacteriano no espaço oco oral. Está bem comprovado que a solubilidade dos dentes diminui enquanto a dureza melhora com a adsorção de iões de flúor no fundo do dente. O flúor tem um papel tremendo na redução da cárie do esmalte através do aumento da remineralização[7,8] . Além disso, o flúor afecta as propriedades químicas e corporais do dente, alterando a taxa de desmineralização, melhorando a remineralização e mantendo os sistemas de apatite.

4.2 Complexo dentina-polpa

Tanto a dentina como a polpa têm origem na camada mesodérmica da papila dentária de um botão dentário. A dentinogénese ou formação da dentina é iniciada por meio de células odontoblastóides, que fazem parte tanto da dentina como do tecido pulpar. A dentina é composta por material inorgânico (50% em extensão) e orgânico (30% em volume; 90% deste é colagénio de tipo 1 e 10% de proteínas não colagénicas). Os corpos móveis dos odontoblastos estão presentes dentro da cavidade pulpar, enquanto as suas fibras Tomes (método celular citoplasmático longo) atingem os túbulos dentinários que se estendem ao longo da dentina. Por vezes, a técnica odontoblástica (fusos dentários) chega aos dentes depois de atravessar o DEJ.

Os túbulos dentinários possuem fluido dentinário que ajuda no processo de mineralização[26] . A dentina cobre a maior parte da estrutura do dente e é incluída externamente por meio de dentes e cemento. Os odontoblastos formam a dentina mais recente na superfície pulpar para a era de uma matriz extracelular, que é mineralizada. A seguir estão as variedades exclusivas de dentina:

(a) pré-dentina (dentina não mineralizada);

(b) Dentina número um (forma inicial dos dentes);

(c) dentina reparadora (formada irregularmente em resposta a um dano);

(d) dentina secundária (forma circunferencial quotidiana da dentina após a erupção) e

(e) dentina peritubular (partições dos túbulos dentinários)[7,8]. A sensibilidade da dentina a estímulos térmicos, químicos, corporais, bacterianos e exigentes é detectada através do fluido dos túbulos dentinários, ou seja, a teoria hidrodinâmica da deteção de estímulos devido às acções rápidas do fluido tubular. A dentina é flexível, menos mineralizada e mais macia que o dente, porém mais dura e extra mineralizada que o cemento. A flexibilidade da dentina ajuda a oferecer um bom suporte ao dente frágil e não resiliente[26] .

A dentina e a polpa são consideradas como uma única unidade tecidular, ou seja, DPC. O tecido pulpar é envolvido por dentina e revestido por odontoblastos na periferia do tecido pulpar. Portanto, a dinâmica incluída do efeito DPC não é mais a melhor agradável e quantidade de dentina, mas também a coisa pulpar. Um sector celular negativo está presente adjacente à camada de odontoblastos no interior da polpa coronal, mas um sector móvel-rico está presente no local sub-odontoblástico. Além disso, a massa pulpar central contendo vasos sanguíneos, nervos, tecido conjuntivo e fibroblastos é chamada de polpa propriamente dita (Figura 1). As células da polpa com função máxima comum são os odontoblastos, o processo odontoblástico, os fibroblastos, os macrófagos, os linfócitos, os mastócitos e as células dendríticas[25,27] . O CPD tem um brilhante potencial inerente de reparação e recuperação devido à presença de macrófagos, proliferação de fibroblastos e colagénio[25] . Algumas das funções fisiológicas da polpa dentária estão representadas na Tabela 1.

Formativo (Desenvolvimento)	**Os odontoblastos produzem dentina primária e secundária**
Nutritivo	Fornecimento de nutrição aos odontoblastos através do fornecimento de sangue (iões minerais, proteínas e água à dentina)
Sensorial	As fibras nervosas pulpares medeiam a sensação de dor (as fibras nervosas motoras e sensoriais iniciam os reflexos)
Defensiva	A DPC: Resposta ao desafio patológico

Tabela 1 Função principal do complexo dentina-polpa

4.3 Cimento

A estrutura anatómica da raiz de um dente é coberta por uma fina camada de cemento avascular formado por cementoblastos que evoluem a partir de células mesenquimatosas do folículo dentário. O cemento é composto por HA inorgânico (45-55% em peso), matriz natural sob a forma de colagénio e proteínas (50-55% em peso) e água[28]. As fibras de Sharpey são o ligamento de colagénio periodontal, que estão incorporadas no cemento para fixar o esmalte ao osso. A formação e deposição de cimento continua no decurso da existência do esmalte para manter a fixação dos dentes intacta ao osso. O cemento acelular (sem cementoblastos) está presente no interior do elemento coronal, mas o cemento celular está relacionado com a metade apical da estrutura da fundação. Geralmente, a ligação do cemento com a dentina pode ser muito durável; no entanto, na JCE, em alguns casos (10%), o cemento já não se encontra com o esmalte, o que também pode levar à sensibilidade[25]. Curiosamente, o cemento tem a capacidade de se restaurar e regenerar e continuar a não ser reabsorvido abaixo das forças oclusais fisiológicas[22].

5. ABORDAGEM BIOMIMÉTICA DOS MATERIAIS DE RESTAURAÇÃO DENTÁRIA

Do ponto de vista da dentisteria de restauração, a ideia biomimética é bastante relevante e tem como objetivo específico fabricar substâncias de restauração de uma forma que se adapte aos mecanismos naturais de processamento do ambiente oral. O objetivo secundário é desenvolver materiais de restauração que possam imitar ou reparar a biomecânica do esmalte natural. A aplicabilidade da biomimética tem sido grandemente tida em consideração a nível molecular para aumentar a recuperação de feridas e a regeneração de tecidos lisos e difíceis. A nível macroestrutural, a integridade biomecânica, estrutural e estética dos dentes pode ser assegurada com a ajuda de numerosos materiais de restauração biomiméticos. Por esta razão, o ideal seria que os cientistas das substâncias se lembrassem do esmalte natural como referência durante o desenvolvimento de substâncias restauradoras dentárias.

A aplicabilidade dos padrões biomiméticos pode provocar melhorias na odontologia restauradora para a conservação e manutenção dos dentes. Ao restaurar a parte quebrada do esmalte, elementos como colorações, tonalidades, anatomia intra-coronal, mecânica e posição do esmalte dentro da arcada devem ser levados em consideração para admirar os princípios biomiméticos. Os compósitos dentários de resina (RDCs), as cerâmicas dentárias e os cimentos de ionómero de vidro (GICs) são geralmente utilizados para reparar estas funções, dependendo da extensão do dano e dos requisitos estéticos.

A maioria das cerâmicas dentárias e dos RDC híbridos tem capacidade para imitar o esmalte e a dentina, respetivamente. No entanto, foi sugerido que os danos ligeiros dos dentes podem ser restaurados com RDCs. Para as restaurações com RDC, é necessária uma preparação mínima do esmalte, o que, por sua vez, pode reduzir a probabilidade de envolvimento pulpar e de fratura do esmalte. Além disso, os RDCs têm o potencial de reforçar a forma final do esmalte quando posicionados em defeitos dentários com baixa configuração. Em caso de danos graves no esmalte, por exemplo, um dente colocado ou fracturado, são encorajadas as restaurações de porcelana colada.

A alumina e a HA são as cerâmicas mais utilizadas em medicina dentária. A primeira revela uma excelente resistência à fratura, um comportamento de presa e uma maior resistência à compressão. No entanto, a HA é um dos principais factores do dente e do osso; consequentemente, é muito provável que se obtenham caraterísticas biomiméticas nas restaurações. Os GICs são bactericidas, pois libertam fluoretos e têm a capacidade de estimular a dentina esclerótica. Para além disso, estes cimentos têm caraterísticas semelhantes às da dentina, pelo que agradam a ideia de biomimética. Os GICs são utilizados como substâncias restauradoras em cavidades profundas de grandes dimensões I ou II em pedodontia e para recuperação de cavidades de classe V. Os GICs não são normalmente recomendados em dentição posterior com carga devido à terrível energia de tração[31] .

5.1. Perspetiva mecânica biomimética dos materiais de restauração

Em termos de ângulo mecânico, o módulo de elasticidade e a dureza da superfície dos materiais de restauração são amplamente avaliados para se esperar o desempenho clínico. O módulo de elasticidade (EM) é considerado uma função intrínseca das substâncias e dá uma imagem clara da rigidez das substâncias. Idealmente, a função intrínseca EM dos materiais de restauração dentária tem de ser harmonizada com os tecidos difíceis dos dentes para facilitar a partilha uniforme de tensões no local da interface dente-recuperação durante a carga mastigatória prática. A discrepância grosseira de EM ao longo da interface dente-recuperação pode também aumentar a probabilidade de fratura da estrutura de esmalte remanescente.

Para além disso, a colagem de recuperação de dentes pode também falhar devido a microinfiltração e cáries secundárias. O EM da dentina e dos dentes tem sido considerado como 14-38 GPa e 72 -a 125 GPa, respetivamente[32] (Tabela 3).

Por conseguinte, uma restauração dentária ideal pode ser produzida com a utilização de um agregado de dois materiais de restauração dentária diferentes, com o EM a corresponder exatamente ao EM dos dentes e da dentina. Na prática científica, as substâncias restauradoras diretas incluem RDCs e GICs que são colocados no dente na cadeira para reparar os tecidos dentários deslocados.

No entanto, a literatura científica indica que algumas das RDCs estão a ultrapassar os valores de EM da dentina, enquanto que o EM dos GICs é muito inferior aos valores de EM da dentina e dos dentes (Tabela 3). Por conseguinte, no contexto da incompatibilidade do EM entre o esmalte e as substâncias restauradoras diretas, podem ser transferidas maiores tensões para os dentes, o que também pode resultar em danos nos dentes ou na falha da restauração. Apesar da incompatibilidade acima mencionada do EM entre os dentes e as substâncias restauradoras diretas, foi relatada uma taxa de sobrevivência adequada de até 12 anos de restaurações relacionadas nos estudos médicos retrospectivos. Consequentemente, os conceitos essenciais de partilha de carga entre o esmalte e os materiais de restauração diretos podem ser questionados. É lógico afirmar que o sucesso das substâncias restauradoras no decurso do desempenho clínico nem sempre se deve às residências mecânicas superiores[33] .

Podem existir outros factores relacionados com os adesivos aplicados antes da cicatrização. Estes adesivos apresentam flexibilidade, pelo que são capazes de absorver a força das forças mastigatórias devido à sua resiliência e, em última análise, evitar a falha da recuperação. Os GICs apresentam menor EM em comparação com os dentes, a dentina e os RDCs. Por conseguinte, um desempenho científico mais longo da restauração de GICs não vai para a cicatrização de áreas de suporte de carga devido a propriedades mecânicas mais fracas, juntamente com fragilidade e desgaste da superfície, uma porosidade excessiva na mistura e um polimento de superfície terrível, conforme referido na literatura. No entanto, as funções úteis dos GICs como, por exemplo, a sua capacidade de libertar flúor, resíduos anti-cariogénicos e ligação química com o dente são bem óbvias; contudo, tais funções não são suficientes para tornar os GICs candidatos adequados para restaurações de suporte de carga.

Por conseguinte, os GICs são particularmente utilizados como revestimento de cavidades, agentes de cimentação para cimentação de coroas e pontes e pequenas cavidades, particularmente na dentição decídua. Entre as substâncias restauradoras oblíquas de ponta, as propriedades das cerâmicas dentárias, nomeadamente o módulo de elasticidade, a dureza e o crescimento térmico, são semelhantes às do esmalte. Por conseguinte, na medicina dentária restauradora atual, as facetas cerâmicas podem ser utilizadas de forma ideal para a dentição anterior quebrada, devido à distribuição provavelmente uniforme das tensões ao longo da interface dente-recuperação. Para além do cumprimento das considerações mecanicistas, os laminados cerâmicos são candidatos benéficos do ponto de vista da classe.

Para além das residências intrínsecas dos materiais dentários de restauração, as caraterísticas da superfície também são relevantes no ambiente clínico real. Consequentemente, a dureza da superfície (SH) dos materiais de restauração é determinada com a intenção de descobrir a sua resistência à indentação permanente do pavimento, o que não prevê diretamente a resistência à abrasão e o potencial de polimento das substâncias num determinado momento do seu transporte no meio oral[34]

.

Idealmente, o SH das substâncias restauradoras tem de ser cuidadosamente saudável para a dureza do dente, visto que as superfícies das restaurações estão imediatamente expostas às forças mastigatórias e ao ecossistema húmido, incluindo o dente. Por conseguinte, as substâncias restauradoras com menor SH são mais susceptíveis à abrasão, resultando em desgaste da superfície, porosidade e eventual fracasso. O esmalte dos dentes é um tecido extremamente resistente. O SH do esmalte dos dentes varia entre 2,23 e 7,18 GPa e o da dentina entre 0,71 e 0,92 GPa (Tabela 2). O SH das substâncias restauradoras diretas, como os RDCs e os GICs, é substancialmente inferior ao dos dentes (Tabela 2), pelo que são extremamente vulneráveis ao desgaste e à falha do pavimento. Em comparação, a SH das cerâmicas dentárias está dentro dos limites da SH dos dentes naturais. As superfícies rugosas das restaurações inspiram a acumulação de placa bacteriana, levando a cáries secundárias e à falha das restaurações. É igualmente pertinente dizer que a presença de porosidades na superfície das restaurações de RDC é suscetível de se comportar como falhas de acordo com a Lei de Griffith.

Estas porosidades superficiais podem ser consideradas como núcleos, que também podem ser um recurso útil para a propagação de fissuras e para o fracasso das restaurações. As normas essenciais da ciência dos materiais acima mencionadas indicam genuinamente que as restaurações de cerâmica dentária têm uma probabilidade de execução superior às restaurações diretas de RDCs e GICs. No entanto, as variáveis relacionadas com os pacientes não podem ser negligenciadas ao prever a durabilidade das restaurações. Essas variáveis englobam o índice de cárie, o comprimento da restauração, a proximidade do dente, o preço ou o valor das forças mastigatórias, o conhecimento dos clínicos e as competências psicomotoras. Opdam et al. avaliaram a taxa de sobrevivência a 10 anos de 1.955 restaurações de resina composta dentária e registaram uma taxa de sucesso elevada (82,2%).

Estudantes de medicina dentária em Manitoba, Canadá, colocaram 1695 restaurações RDCs de duas superfícies em pré-molares e, após 12 anos, a taxa de sobrevivência foi calculada em 86%. Burke e Lucarotti mencionaram uma taxa de sobrevivência de restaurações GIC de até 28% após 15 anos da sua colocação. Layton e Fradeani mencionaram uma taxa de sobrevivência de 93% aos 10 a 11 anos e 94,4% aos 12 anos, respetivamente, para restaurações de facetas de cerâmica. Além disso, uma avaliação de 1.588 restaurações inlay ou inlay de cerâmica revelou uma sobrevivência de 97% aos 10 anos. É lógico assumir que os RDCs e as cerâmicas dentárias são substâncias promissoras para restaurações dentárias e imitam de perto as caraterísticas mecânicas e práticas do esmalte natural numa quantidade excelente.

5.2. Perspetiva estética dos materiais de restauração

Os compósitos dentários são atualmente os materiais de restauração diretos que satisfazem, com elevada qualidade, as necessidades de conservação do esmalte, estética notável e robustez. Os RDCs são utilizados para os diversos problemas estéticos, particularmente descolorações, incisivos laterais em forma de cavilha, diastemas e dentes desalinhados. Os kits modernos de RDCs incluem vários óculos de sol e opacidades para a translucidez e os óculos de sol correspondentes dos dentes e da dentina que facilitam ao clínico o fornecimento de restaurações tremendamente estéticas aos pacientes. As excelentes casas estéticas e ópticas permitem aos clínicos uma cor e morfologia saudáveis das restaurações de RDCs com a forma dos dentes (Figura 2).

Geengler et al. afirmaram que, 93% das restaurações posteriores de RDC exibiram uma correspondência de cor de primeira classe com a estrutura de esmalte vizinha após 10 anos. Além disso, Wilder et al. descobriram uma fantástica correspondência de cor de aproximadamente 94% das restaurações RDC após 17 anos da sua colocação. Os materiais de restauração GIC têm residências estéticas pobres e não são normalmente tidos em consideração quando a estética é um desafio principal nas restaurações anteriores. Nos últimos anos, a faceta de porcelana tem recebido um enorme reconhecimento como uma recuperação número um na medicina dentária estética. Uma série de materiais e estratégias foram introduzidos devido ao seu aperfeiçoamento no início dos anos oitenta. A investigação médica a longo prazo sugeriu o desempenho global de topo das restaurações de facetas de porcelana. Devido à instrução minimamente invasiva e à estética fantástica, as facetas de porcelana passaram a ser o tratamento de eleição para a restauração da dentição anterior[36].

As restaurações de porcelana oblíqua (coroas, pontes, facetas) testaram residências estéticas excepcionais (Figura 3) em termos de morfologia e casas ópticas (cor, matiz, translucidez e fluorescência) que imitam o esmalte natural. Para além disso, pode ser fornecida uma expansão das caraterísticas da superfície, juntamente com fossas, fissuras e manchas, fazendo corresponder a prótese à dentição do próprio paciente.

Dureza da superfície dos materiais de restauração

	Material de restauração	Teste	Dureza da superfície

	Esmalte dos dentes	Nanoindentação	2,2-7,2 GPa
			4,9 ± 0,4 GPa
	Dentina do dente		0,7-0,9 GPa
		Nanoindentação	0,9 ± 0,1 GPa
Compósito dentário à base de resina	X-tra fil (bulk-fill) Micro-híbrido RBC, Voco, Guxhaven, Alemanha	Vickers	75,8 ± 7,0 VHN
	QuiXfil (bulk-fill) Micro-hybrid RBC, Densply, Konstanz, Alemanha	Vickers	70,9 VHN
			64,1 ± 6,2 VHN
	Grandio Nano-hybrid RBC, Voco, Guxhaven, Alemanha	Vickers	120,8 VHN
	Z100 Micro-híbrido RBC, 3 M ESPE, EUA	Knoop	92,6 ± 6,1 VHN
		Knoop	74,1 ± 9,0 KHN
	Filtek Supreme Nanofilled RBC, 3 M ESPE, EUA	Vickers	120,8 ± 15,1 KHN
	Filtek Z250, Micro-híbrido RBC, 3M ESPE, EUA		58,4 ± 3,6 KHN
			42,8 ± 6,2 KHN
			72,0 VHN
			82,0 ± 4,0 VHN
Cimentos de ionómero de vidro	Fuji IX, GIC, GC Corporation, Tóquio, Japão	Vickers	26,4 ± 4,4 VHN
		Knoop	68,7 ± 10,9 KHN
	Ionofil Molar Glass-Ionomer Cement, Voco, Cuxhaven, Alemanha	Vickers	74,3 ± 6,7 VHN
		Knoop	57,4 ± 15,2 VHN
		Vickers	

	KetacTM Molar Easy Mix, GIC, 3M-ESPE, Saint Paul, EUA	Vickers	77,5 ± 37,7 VHN
	Equia Forte Glass-Ionomer Cement GC, Tóquio, Japão		
	Vitromolar GIC, DFL Ind'ustria e Com'ercio Ltda.a (RJ, Brasil)		120,1 ± 10 VHN
			40,9 ± 4,3 VHN
			40,6 ± 0,8 VHN
Cerâmica dentária	Cerâmica de alumina (fabricada com a técnica de fundição por deslizamento)		1679 HV
			1447 HV
	Cerâmica de alumina/zircónia (fabricada segundo a técnica de vazamento por deslizamento)	Vickers	6,1 ± 0,7 GPa
			6,1 ± 0,3 GPa
	Duceram love Dental Ceramics, (Degu Dent GmbH, Denstply, Alemanha)		502,4 ± 2,3 kg/mm2
	IPS e.max ceram Dental Ceramics, Ivoclar- Vivadent AG, Alemanha		6,9 ± 0,1 GPa
	Bloco de cerâmica feldspática, Vita Zahnfabrik, Alemanha		
	Cerâmica dentária Vita VMK 68 Leucite, Vita Zahnfabrik, Alemanha		

Tabela 2. Dureza da superfície dos materiais de restauração com cor dos dentes e dos tecidos duros dos dentes

Módulo de elasticidade de materiais de restauração com cor dos dentes

	Materiais de restauração	**Teste**	Módulo de elasticidade (GPa)
	Esmalte dos dentes	Nanoindentação	72.0-125.0
	Dentina do dente	Nanoindentação	80.9 ± 6.6
			14.0-38.0
			20.5 ± 2.0
Compósitos dentários à base de resina	Z100 (RDC micro-híbrido), (3M ESPE, EUA	Flexão de três pontos	18.3 ± 1.2
			11.3 ± 0.5
			16.7 ± 0.8
	Z250 (RDC micro-híbrido), 3M ESPE, EUA	Flexão de três pontos	6.9 ± 0.6
			13.7 ± 0.6
			9.4 ± 0.7
	Flitek Supreme (RDC nanocarregado), 3M ESPE, EUA	Flexão de três pontos	6.9 ± 0.5
			9.4 ± 0.9
			18.0 ± 1.2
	Tetric Ceram (Hybrid RDC), Vivedent Schaan Liechtenstein	Flexão de três pontos	3.5 ± 0.87
	Clearfil PhotoPost (RDC híbrido) Kuraray, Osaka, Japão	Flexão de três pontos	15.3
	Point 4 (Flowable RDC), Kerr, Orange CA, EUA	Compressão	
	Grandio (Hybrid Paste RDC), Voco (Cuxhaven, Alemanha)	Flexão de três pontos	
Cimento de ionómero de vidro	Riva Light (RMGIC) SDI, Victoria, Austrália	Flexão de três pontos	
	Aqua ionofil U (GIC convencional, Voco, Cuxhaven Alemanha	Análise dinâmico-mecânica (DMA) DMA	

	Fuji II LC (FL) (RMGIC) G. C. Bélgica N.V	Flexão de três pontos	
	Riva Self-Cure (cimento de ionómero de vidro) SDI Limited, Victoria, Austrália	Flexão de três pontos Indentação	
	Fujji IX, CG, Austrália Ionofil Molar Glass-Ionomer Cement, Voco, Cuxhaven, Alemanha		
Cerâmica dentária	e.max Press (cerâmica vítrea à base de dissilicato de lítio). Ivoclar Vivadent, Schaan, Liechtenstein)	Método ultrassónico pulso-eco	82.3
	PM9 Vita (cerâmica de base feldspática), (VITA Zahnfabrik, Bad Säckingen, Alemanha)	Método ultrassónico pulso-eco	44.4
	Material vitrocerâmico IPS e.max® Press Ivoclar Vivadent AG, Schaan, Liechtenstein	Deflexão	95.0
	Núcleo de alumina Vita In-Ceram. Vita Zahnfabrik	Flexão de três pontos	271.3

Tabela 3. Módulo de elasticidade dos materiais de restauração coloridos e do tecido duro do dente

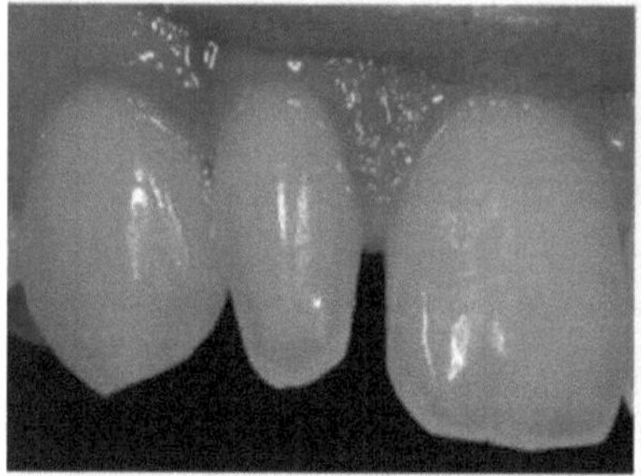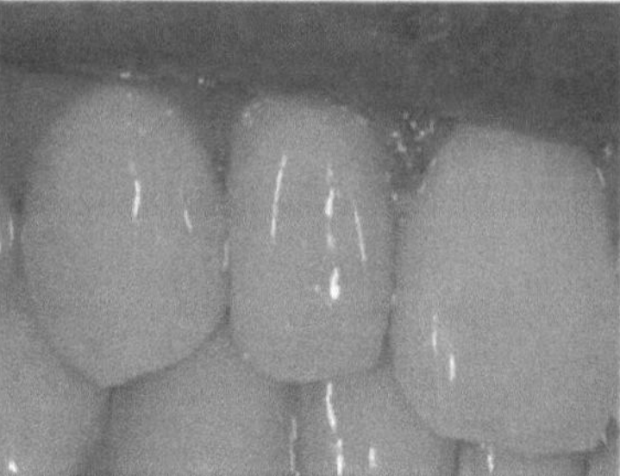

Figura 2. Restauração do incisivo lateral em forma de cavilha utilizando os compósitos de restauração direta; (a), imagem pré-operatória do incisivo lateral mostrando a forma de cavilha (b), imagem pós-operatória mostrando a restauração do defeito com morfologia e cor semelhantes aos dentes naturais adjacentes.

Nos últimos anos, a faceta de porcelana ganhou grande reconhecimento como restauração primária na medicina dentária estética. Foi introduzida uma variedade de materiais e técnicas desde o seu desenvolvimento no início da década de 1980. Os estudos clínicos a longo prazo relataram o excelente desempenho das restaurações de facetas de porcelana. Devido à preparação minimamente invasiva e à excelente estética, as facetas de porcelana tornaram-se o tratamento de eleição para a restauração da dentição anterior. As restaurações indirectas de porcelana (coroas, pontes, facetas) demonstraram excelentes propriedades estéticas (Figura 3) em termos de morfologia e propriedades ópticas (cor, tonalidade, translucidez e fluorescência) que imitam o esmalte natural. Para além disso, pode ser introduzida uma variedade de caraterísticas de superfície, tais como fossas, fissuras e manchas, fazendo corresponder a prótese à dentição do próprio paciente.

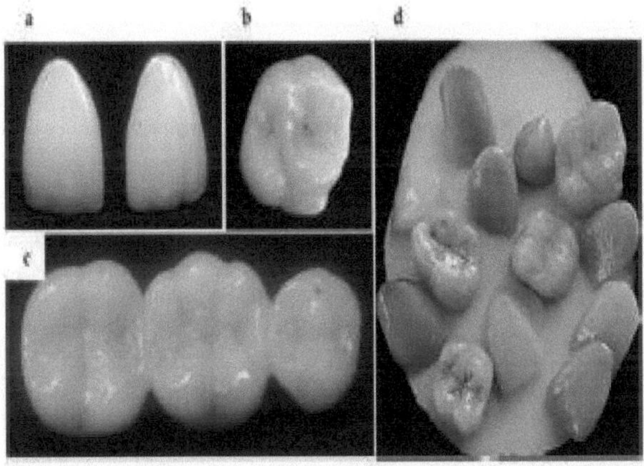

Figura 3. A restauração indireta de porcelana demonstrando excelentes propriedades estéticas; (a), coroa anterior (b), coroa posterior (c), ponte e (d), restauração indireta múltipla mostrando variações de cor, translucidez e manchas para combinar com os dentes naturais do paciente

5.3. Biocompatibilidade dos materiais de restauração dentária

A biocompatibilidade é uma propriedade biológica importante que é essencialmente necessária para aplicações de restauração na cavidade oral. Idealmente, um material de restauração dentária ou os seus produtos de degradação não devem provocar qualquer reação alérgica ou tóxica durante o desempenho funcional.

A maioria dos materiais de restauração biomiméticos atualmente disponíveis são considerados biocompatíveis para a respectiva aplicação. Embora as reacções citotóxicas dos RDCs químicos e fotopolimerizáveis após a presa inicial sejam relatadas in vitro, os RDCs actuais apresentam uma toxicidade mínima que diminui ainda mais logo após a sua colocação. Além disso, os resultados in vivo também estão de acordo com os resultados in vitro. Do mesmo modo, foi registada uma ligeira citotoxicidade dos GIC recentemente misturados em estudos in vitro; contudo, essa toxicidade diminui gradualmente. Além disso, o componente líquido dos CIVs possui um elevado peso molecular, pelo que a sua difusão na dentina subjacente pode ser reduzida e, consequentemente, a reação pulpar pode ser minimizada. As reacções pulpares ligeiras dos GICs também foram relatadas no teste de utilização e a avaliação histológica destes cimentos revela uma resposta inflamatória mínima ou inexistente após 4 semanas. Pelo contrário, as porcelanas dentárias são materiais bio-inertes e altamente biocompatíveis.

As restaurações de cerâmica são altamente estáveis e insolúveis e não causam quaisquer reacções biológicas prejudiciais. A literatura científica destaca os efeitos adversos biológicos relativamente baixos da cerâmica dentária, em contraste com os materiais de restauração direta[37] .

5.4. Mineralização biomimética do esmalte e da dentina

Uma Abordagem Atual em Dentisteria Restauradora Existe certamente uma grande variedade de variações entre as restaurações dentárias e os tecidos duros dos dentes em termos de caraterísticas químicas e estruturais. O conceito de mineralização biomimética, que imita os mecanismos naturais de mineralização do dente, está a ser considerado como um substituto para a abordagem restauradora A cárie dentária é uma doença comum da cavidade oral em todo o mundo e ocorre devido à discrepância entre as fases de remineralização e desmineralização dos tecidos duros do dente. Esta perceção da cárie dentária oferece a possibilidade de remineralizar a cárie inicial do esmalte. Foi introduzida uma variedade de abordagens remineralizantes, nomeadamente fluoreto, surfactantes, deposição electrolítica, método hidrotérmico e peróxido de hidrogénio, para restaurar as cáries iniciais do esmalte e inibir a sua desmineralização adicional. Consequentemente, em condições fisiológicas, a síntese de estruturas de apatite semelhantes ao esmalte através de abordagens biomiméticas é considerada um método de restauração substituto. Foram relatados resultados encorajadores no que diz respeito à mineralização biomimética do esmalte utilizando proteínas e análogos de proteínas, um modelo de hidrogel de agarose, materiais ou componentes bioactivos, ácido etilenodiaminotetracético e uma técnica de gelatina enriquecida com glicerina.

Na dentina, a fase mineral é afetada pelas lesões cariosas iniciais e leva à exposição das fibras de colagénio. Consequentemente, a degradação das fibrilas de colagénio e as propriedades mecânicas inferiores da dentina são bem evidentes.

Numa revisão sistémica, Cao et al. relataram diferentes métodos, por exemplo, a aplicação de análogos de proteínas não colagénicas (NCP) e materiais bioactivos para a mineralização biomimética da dentina. O sucesso dos análogos de NCP foi observado em termos da sua capacidade de remineralização, uma vez que a remineralização intrafibrilar e interfibrilar das fibrilhas de colagénio da dentina foi bem evidente. A cavidade oral tem um ambiente complexo e dinâmico no qual os materiais de restauração estão expostos a uma vasta gama de variações em termos de temperatura, pH, microrganismos e nutrientes. O complexo ambiente oral também varia muito entre indivíduos, dependendo de múltiplos factores como a idade, a etnia e o estilo de vida. É difícil imitar as condições in vivo durante a experimentação. É pertinente mencionar que os métodos envolvidos na mineralização dos tecidos duros dos dentes são realizados em condições de acidez muito baixa ou em ambientes com elevado campo elétrico, que são menos susceptíveis de serem transpostos para aplicações clínicas. Assim, investigações adicionais podem aumentar o potencial da abordagem de mineralização biomimética em dentisteria restauradora[38]

6. ENDODONTIA BIOMIMÉTICA E ASPECTO REGENERATIVO

Existe uma vasta gama de aplicações biomiméticas na endodontia, incluindo biomateriais (agentes de irrigação, medicamentos intra-canal e cimentos) e regeneração de tecidos (regeneração da dentina e da polpa, revascularização).

6.1. Irrigantes endodônticos

A principal razão para o insucesso dos procedimentos endodônticos convencionais e regenerativos (REPs) inclui a infeção microbiana persistente devido a microrganismos residuais nos canais radiculares. Por conseguinte, a desinfeção dos canais radiculares com irrigação abundante é essencialmente necessária para resolver a infeção periapical sem danificar os tecidos dentários. A desinfeção por agentes de irrigação abundantes erradica os tecidos infectados e necróticos dos canais radiculares. Por conseguinte, um irrigante endodôntico deve ter propriedades antimicrobianas sem prejudicar os tecidos saudáveis e as células estaminais. Além disso, a capacidade do irrigante de dissolver restos de polpa e tecidos necróticos é necessária para facilitar a remoção dos detritos. A polpa necrótica e os microrganismos que se multiplicam podem causar necrose pulpar, disseminação da infeção para os tecidos faciais localizados e reabsorção óssea.

Em termos de regeneração endodôntica, os protocolos de desinfeção não devem prejudicar a viabilidade das células estaminais. Para a irrigação dos canais radiculares são utilizados vários irrigantes que alteram a superfície dentinária do canal radicular, removendo a smear layer, favorecendo os procedimentos regenerativos. Os irrigantes de canais radiculares mais utilizados são o hipoclorito de sódio (NaOCl), o peróxido de hidrogénio (H2O2), a clorexidina (CHX), o ácido etileno diamino tetra-acético (EDTA) e o soro fisiológico. Os irrigantes químicos e os medicamentos intra-canal são utilizados em combinação para desinfetar os canais radiculares e eliminar a inflamação, favorecendo os procedimentos endodônticos regenerativos.

Foram relatados os efeitos de vários irrigantes na sobrevivência das células estaminais (Tabela 4). Num estudo in vitro, Trevino et al. isolaram e expandiram as células estaminais da papila apical (SCAPs) de terceiros molares humanos imaturos e avaliaram os efeitos de diferentes protocolos de irrigação na sobrevivência das células estaminais.

A imunohistoquímica das culturas de SCAPs após 21 dias demonstrou que a dentina exposta a EDTA ou NaOCl resultou em SCAPs sobreviventes, ao passo que a irrigação com CHX (2%) mostrou resultados contrastantes. Além disso, Martin et al. avaliaram os efeitos da concentração de NaOCl na sobrevivência dos SCAPs e na expressão da sialofosfoproteína dentinária (DSPP). As concentrações mais elevadas de NaOCl (>1,5%) demonstraram um efeito negativo na sobrevivência e diferenciação das SCAPs, enquanto a concentração de 1,5% teve um efeito mínimo na sobrevivência das SCAPs. Do mesmo modo, o EDTA (17%) tem uma influência positiva na sobrevivência das SCAPs. Galler et al. também investigaram os efeitos dos diferentes irrigantes na libertação do fator de crescimento transformador-_1 (TGF-_1) da dentina. Em contraste, a irrigação com CHX demonstrou toxicidade e afectou negativamente a taxa de sobrevivência dos SCAPs. No entanto, estes efeitos podem ser controlados através da redução do tempo de irrigação e da neutralização com L-a-lecitina[38] .

Irrigante	Resultado principal
CHX (2%)	Não sobrevivência de SCAPs Toxicidade para o SCAP

NaOCl (6%)	Sobrevivência de SCAPs (combinados com EDTA a 17%) Sobrevivência reduzida de SCAPs
NaOCl (1,5%)	Sobrevivência das SCAP
EDTA (17%)	Sobrevivência das SCAP

Tabela 4. Dureza da superfície dos materiais de restauração coloridos e dos tecidos duros dos dentes.

6.2. Medicamentos intra-canal

Os medicamentos intra-canal (MCI) são aplicados nos canais radiculares para eliminar os resíduos

microorganismos após a limpeza e irrigação. Vários estudos investigaram os efeitos de vários MCI durante o tratamento endodôntico. Para assegurar a eliminação microbiana dos canais radiculares, é obrigatória a ação de suporte de um agente desinfetante. Para além disso, os medicamentos interapontadores previnem o recrescimento de microrganismos no espaço pulpar vazio. A elevada concentração de MCI demonstrou efeitos nocivos para as SCAP e para as células estaminais da polpa dentária (DPSC) que podem afetar o resultado da regeneração endodôntica. Ruparel et al. investigaram os efeitos da pasta antibiótica tripla (TAP), da pasta antibiótica dupla (DAP) e do hidróxido de cálcio (Ca(OH)2) no potencial de sobrevivência das SCAPs in vitro. As SCAP foram cultivadas e expostas a várias concentrações de medicamentos TAP (ciprofloxacina, cefaclor e metronidazol), Augmentin e Ca(OH)2. De uma forma dependente da concentração, todos os antibióticos reduziram notavelmente a sobrevivência das SCAP, enquanto o Ca(OH)2 favoreceu a sobrevivência das SCAP, independentemente da sua concentração.

Achados semelhantes relatados por Althumairy et al. validam ainda mais que a dentina exposta ao TAP ou DAP leva à viabilidade das SCAPs. Foi registado um aumento significativo na sobrevivência e proliferação de SCAPs nos espécimes tratados com Ca(OH)2. Por conseguinte, o tipo e a concentração de MCI devem ter a eficácia antibacteriana sem causar qualquer toxicidade às células estaminais. Tendo em conta a natureza mista da microbiota do canal radicular, é preferível uma combinação de antibióticos.

6.3. Cimentos biomiméticos

6.3.1 Hidróxido de cálcio

O hidróxido de cálcio Ca(OH)2 é um composto alcalino (pH ~12,5) branco e inodoro e

O Ca(OH)2 é frequentemente utilizado em várias aplicações endodônticas, tais como apexificação e procedimentos de capeamento pulpar [140]. Devido ao pH alcalino, o Ca(OH)2 tem propriedades antimicrobianas. O Ca(OH)2 actua sobre as células bacterianas para desnaturar as suas proteínas, rompendo a membrana citoplasmática. Além disso, induz a remineralização, a reparação/regeneração da dentina e inibe a atividade de reabsorção. No entanto, a aplicação de Ca(OH)2 por um tempo prolongado durante a apexificação pode enfraquecer a dentina radicular por atividade de reabsorção e até mesmo fraturar a raiz. A alcalinidade do Ca(OH)2 é diretamente proporcional à disponibilidade de iões hidroxilo (OH) livres após a sua dissociação. A penetração profunda de OH nos túbulos dentinários aumenta o pH e solubiliza a matriz orgânica, rompendo a proporção orgânica-inorgânica da dentina. Em termos de endodontia regenerativa, o Ca(OH)2 em concentrações até 500 mg/mL é conducente à sobrevivência de SCAPs. Os investigadores demonstraram que a adição de Ca(OH)2 numa concentração mais baixa (1 mg/mL) ao meio de cultura aumenta a proliferação de SCAPs. No entanto, em concentrações mais elevadas, o Ca(OH)2 pode ter um efeito tóxico e desfavorável nas SCAP, pelo que são necessárias mais investigações. A diferenciação de células estaminais no peri-radicular resultou na conclusão da raiz. Devido ao elevado pH alcalino e à atividade de reabsorção, a aplicação de Ca(OH)2 durante um período de tempo prolongado deve ser evitada. Outra preocupação é a remoção completa do Ca(OH)2 dos canais radiculares devido à sua anatomia complexa. A utilização de irrigação abundante (NaOCl e EDTA em combinação) pode deixar restos de Ca(OH)2 nas áreas retentivas da dentina radicular. Para melhorar a remoção de Ca(OH)2 dos canais radiculares, pode considerar-se a instrumentação manual.

6.3.2 Pasta tripla de antibióticos

O TAP é um MCI composto por três agentes antimicrobianos, incluindo bacteriostáticos (minociclina) e bactericidas (metronidazol, ciprofloxacina). Estes agentes antibacterianos têm como objetivo a erradicação completa dos microrganismos dos canais radiculares e favorecem a revascularização endodôntica[40]. A ciprofloxacina pertence às floroquinonas e é conhecida por sua boa penetração, altamente eficaz contra anaeróbios presentes na polpa necrótica e segura como MCI, mesmo para pacientes pediátricos, em baixa concentração.

No entanto, a ciprofloxacina não é muito eficaz contra as bactérias Gram-positivas, pelo que é combinada com o metronidazol para combater infecções mistas. O metronidazol demonstrou eficácia contra os anaeróbios obrigatórios provenientes da polpa necrótica. A minociclina (derivado da tetraciclina) interfere com a síntese proteica bacteriana. O TAP na concentração de 1mg/mL (1:1:1) é amplamente utilizado clinicamente para procedimentos regenerativos e tem demonstrado resultados promissores na eliminação de microrganismos do canal radicular até 99,99%, bem como na promoção da revascularização em dentes permanentes imaturos.

Devido ao pH ácido, o TAP desmineralizou a superfície da dentina que, por sua vez, favorece a descarga dos citoesqueletos aprisionados dos factores de crescimento (como o TGF-), a diferenciação celular e a proliferação das células estaminais da polpa dentária. Além disso, a desmineralização aumenta a rugosidade da superfície da dentina, o que facilita ainda mais a diferenciação e a fixação das células estaminais. Entretanto, o TAP (1mg/mL ou concentração inferior) não tem efeito desfavorável sobre a viabilidade das células estaminais. No entanto, concentrações de TAP superiores a 1mg/mL demonstraram ter efeitos prejudiciais nas células estaminais dentárias. Este efeito pode ser evitado utilizando concentrações baixas para a endodontia regenerativa. Embora a coloração dos dentes devido à presença de minociclina seja comum, este facto pode ser reduzido utilizando baixas concentrações de TAP e limitando o TAP abaixo da junção cemento-esmalte.

6.3.3 Biocerâmica

Existe uma vasta gama de biocerâmicas utilizadas em medicina dentária, incluindo biocerâmicas bioinertes (zircónia, parte de enchimento de compósitos de restauração) e biocerâmicas bioactivas (HA e CaP). As biocerâmicas bioinertes são utilizadas principalmente para aplicações de restauração. As biocerâmicas bioactivas são utilizadas em endodontia e podem ser classificadas como bioreabsorvíveis (substitutos ósseos de CaP) e não bioreabsorvíveis (silicato de cálcio ou cimentos hidráulicos). A bioatividade induz uma resposta favorável dos tecidos do hospedeiro, como a deposição de uma camada de HA quando exposta a um fluido tecidular enriquecido com cálcio e fosfato. Os materiais bioactivos têm boa biocompatibilidade, osteocondutividade e capacidade de selagem. O agregado de trióxido mineral cinzento (GMTA) contém óxido de bismuto, silicatos tricálcico e dicálcico e é frequentemente utilizado em aplicações endodônticas, incluindo: terapias pulpares vitais, tratamento de ápices imaturos, reparação de perfurações sub-ósseas e como material de obturação de extremidades radiculares. O agregado de trióxido mineral (MTA) ProRoot (GMTA; Dentsply Endodontics, Tulsa, OK, EUA) está associado à descoloração dos dentes quando utilizado em procedimentos de capeamento pulpar ou pulpotomia. Um MTA branco ProRoot. MTA branco que não contém aluminoferrite de tetracálcio (agregado de trióxido mineral branco (WMTA); Dentsply Endodontics, Tulsa, OK, EUA) foi introduzido em 2002 para ultrapassar esta preocupação. Outros inconvenientes incluem o custo e a lavagem durante a irrigação,

O MTA, no entanto, demorou a assentar e é difícil de manipular. Apesar disso, o MTA tornou-se rapidamente o padrão de ouro para restaurações de extremidades radiculares. O aperfeiçoamento dos materiais endodônticos continuou através da modificação de diferentes materiais à base de silicato de cálcio. Um material relativamente novo, o Biodentine (Septodont, Saint Maur des Fosse's, França) afirma ser um substituto da dentina com indicações semelhantes às do MTA, mas com propriedades melhoradas. O biodentine contém zircónio, silicato tricálcico e radiopacificador que interage.

com as células vivas e demonstraram uma boa biocompatibilidade. Estas interações foram avaliadas por vários estudos in vitro, ex vivo, em animais ou, de forma ideal, na clínica.

Nos protocolos endodônticos regenerativos elaborados pela Associação Americana de Endodontistas propôs-se inundar os canais radiculares com sangue através de uma instrumentação excessiva (lima endo, explorador endo), passando através do forame apical. Posteriormente, o coágulo de sangue pode ser substituído por plasma rico em plaquetas ou fibrina rica em plaquetas. A biodentina demonstrou o potencial para ultrapassar as principais preocupações do MTA (como a descoloração) e pode ser preferida em dentes anteriores onde a estética é o foco principal[39] .

7. ASPECTO DA ENGENHARIA BIOMIMÉTICA DE TECIDOS

Em 1993, Langer e Vacanti propuseram os conceitos de engenharia de tecidos para combater a escassez de dadores para o transplante de órgãos, os problemas de imunossupressão e as complicações associadas. Desde então, o domínio da engenharia de tecidos registou um enorme crescimento, demonstrando assim o seu potencial para regenerar quase todos os órgãos e tecidos. As abordagens de engenharia de tecidos biomiméticos têm como objetivo imitar o ambiente biológico intrínseco, com vista a restaurar e melhorar os tecidos doentes ou danificados através da reconstrução de tecidos ou do desenvolvimento de um sistema biológico inato. A engenharia biomimética de tecidos é um domínio multidisciplinar e os seus objectivos podem ser alcançados através da fusão de conhecimentos de biologia, química, engenharia, genética e física[39] . Existem três princípios fundamentais aplicados no domínio da engenharia de tecidos:

(i)   Implantação de suportes biomiméticos que facilitam a diferenciação, a proliferação e a biossíntese das células,

(ii)   A adesão celular com os tecidos circundantes, através da qual pode ser sintetizada uma nova matriz e

(iii)   entrega de factores de crescimento que suportam e apoiam as células princípios fundamentais da engenharia biomimética de tecidos.

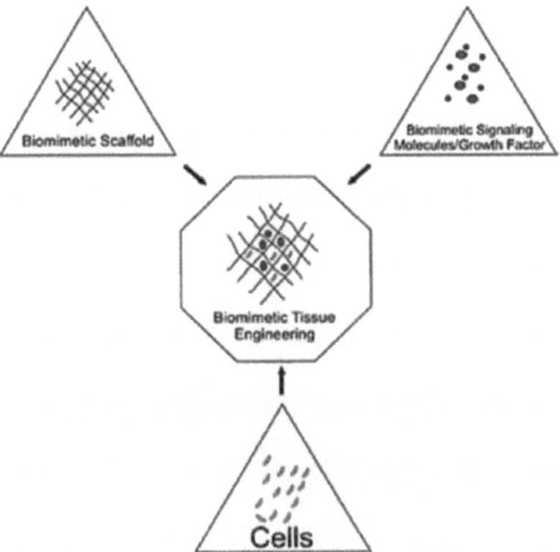

Figura 4. Componentes fundamentais da engenharia biomimética de tecidos, incluindo o suporte biomimético, as moléculas de sinalização e as células.

7.1. Propriedades desejadas para os andaimes biomiméticos de engenharia de tecidos

Os suportes biomiméticos proporcionam um microambiente tridimensional (3D) através de um quadro estrutural que pode suportar a adesão celular, a vascularização e a organização. A proliferação, diferenciação e reparação celulares conduzem, em última análise, à formulação dos tecidos desejados ou danificados. Os suportes biomiméticos imitam a arquitetura e a composição da matriz extracelular (ECM) através de vários mecanismos, tais como a conceção de suportes, abordagens baseadas em genes e terapias baseadas em células. Para conceber andaimes com as caraterísticas específicas desejadas, os materiais biomiméticos, bio-resorvíveis e biodegradáveis têm sido amplamente explorados, tanto a nível experimental como clínico, em todo o mundo.

A conceção de um suporte biomimético ideal para a regeneração de tecidos é uma tarefa complexa e exigente que deve cumprir uma série de propriedades físicas, mecânicas e biológicas (Figura 5).

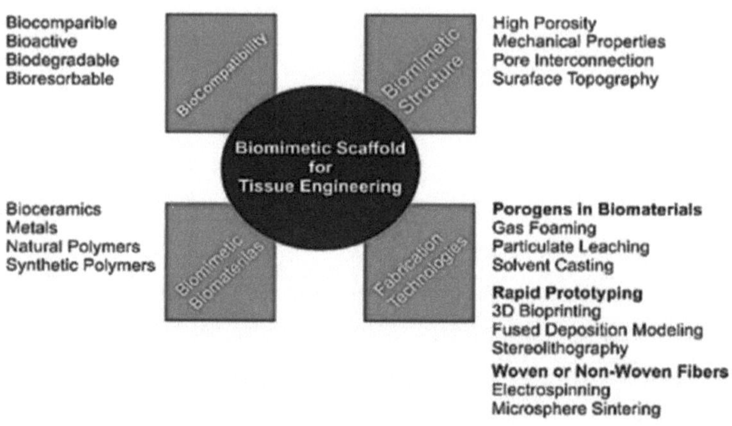

Figura 5 . Propriedades-chave desejadas para um andaime biomimético para engenharia de tecidos.

O material do andaime biomimético e os seus produtos de degradação devem ser biocompatíveis e não tóxicos para os tecidos alvo. Em termos de propriedades físicas e mecânicas, a MEC dos tecidos nativos deve ser considerada como uma referência. Por exemplo, para a regeneração óssea, as propriedades físicas e mecânicas dos suportes devem imitar as dos tecidos ósseos. O colagénio é o principal componente da matriz orgânica ECM que controla a arquitetura e o comportamento das células. O diâmetro das nanofibras varia entre 50 e 500 nm. A elevada porosidade e os poros interligados facilitam a regeneração 3D dos tecidos, o crescimento, a diferenciação e a proliferação das células. As propriedades mecânicas do suporte biomimético são outra caraterística importante que é crucial na engenharia de tecidos biomiméticos. As propriedades mecânicas (resistência à compressão/tensão, módulo de elasticidade, dureza e resistência à fratura) devem ser concebidas ou modificadas de forma a corresponderem às encontradas no local de regeneração do tecido. O fabrico de andaimes utilizando as abordagens funcionalmente graduadas imita a morfologia dos tecidos naturais, o que pode ser vantajoso. O andaime biomimético envolve um modelo de biomateriais imuno-inertes para regular o sistema imunitário que aplicou o conceito imuno-modulador no qual foi mediada a diminuição dos linfócitos T e B e da atividade das células assassinas naturais.[40]

Outra propriedade importante é a "bioatividade" do suporte biomimético. Os suportes de vidro bioativo são fabricados utilizando várias técnicas e promovem a neoformação de tecidos no hospedeiro através da integração, diferenciação e migração adequadas das células. As caraterísticas bioreabsorvíveis e biodegradáveis são também consideradas importantes para a formação de andaimes biomiméticos. O material do andaime deve ter uma taxa de biodegradação ajustável e controlável, imitando a regeneração do tecido.

Além disso, um dos factores críticos para a construção do andaime é a excreção destes produtos de degradação sem interferir com outros órgãos do corpo ou causar quaisquer efeitos tóxicos. A Figura 5 representa as principais propriedades desejadas de um andaime biomimético para a engenharia de tecidos.

7.2 Materiais para o fabrico de andaimes biomiméticos

Os materiais biomiméticos interagem com os processos biológicos do corpo durante a regeneração dos tecidos e beneficiam os indivíduos, substituindo ou reparando os tecidos humanos danificados e patológicos.

Na dentisteria de restauração, os biomateriais biomiméticos são utilizados para várias aplicações de engenharia de tecidos, incluindo a regeneração da dentina, polpa, osso alveolar e cartilagem, e tratamentos de restauração. Uma variedade de materiais, incluindo polímeros, biocerâmicas e metais, tem sido explorada para aplicações de regeneração biomimética de tecidos.

7.2.1 Polímeros

Os biomateriais naturais representam um potencial de viabilidade e biocompatibilidade e são ainda classificados como polissacáridos (dextrano, amilose, celulose, quitina e glicosaminoglicanos), polinucleótidos (ARN, ADN) e proteínas (colagénio, actina, fibrinogénio, elastina, miosina, queratina, gelatina e seda). Estes materiais são conhecidos como polímeros hidrofílicos com base nas propriedades de auto-montagem ou de reticulação e medeiam a degradação celular devido à sua capacidade inerente de interagir com as células. No entanto, devido às suas fracas propriedades mecânicas e estabilidade, os polímeros naturais não são preferidos para as aplicações de suporte de carga. Segue-se uma breve revisão dos polímeros naturais habitualmente utilizados em medicina dentária para o fabrico de estruturas biomiméticas.

A fibrina rica em plaquetas produz uma estrutura biodegradável associada ao fator de crescimento dos hepatócitos (HGF), ao fator de crescimento do tecido conjuntivo (CTGF), ao fator de crescimento endotelial vascular (VEGF) e à trombospondina 1 (TSP-1) pró-colagénio tipo I. Além disso, diminui a expressão da atividade da fosfatase alcalina (ALP), da osteocalcina (OCN) e da sialoproteína óssea (BSP), enquanto aumenta a expressão do colagénio-I e da proteína-23 derivada do cemento. A utilização de fibrina rica em plaquetas tem sido referida em várias aplicações de regeneração de tecidos, incluindo a cicatrização de feridas, defeitos periodontais e regeneração óssea.

O colagénio preenche vários requisitos para os suportes biomiméticos de engenharia de tecidos. A sua principal vantagem é a biodegradação enzimática e as propriedades mecânicas. As propriedades do colagénio podem ser alteradas através da combinação e da ligação cruzada com compostos inorgânicos, por exemplo, HA. Num estudo, um defeito na calvária de um rato foi implantado com uma estrutura de colagénio-HA derivada de células estaminais mesenquimais da medula óssea do rato. O defeito cicatrizou ao fim de três semanas com a biodegradação das estruturas de colagénio-HA. Os defeitos osteocondrais podem ser tratados com sucesso por MSCs ósseas derivadas de seres humanos juntamente com um suporte de colagénio-HA. Os mímicos de colagénio da ECM fabricados por electrospinning apresentaram uma melhor diferenciação osteoblástica em titânio.

Além disso, foram explorados suportes biomiméticos à base de colagénio após a mistura com outros biomateriais naturais, incluindo quitosano e gelatina. A gelatina é outro material natural, biocompatível e biodegradável. Devido às suas fracas propriedades mecânicas, é principalmente utilizada para aplicações de administração de medicamentos e de pensos para feridas.

Para aplicações de suporte de carga na reparação de ossos e cartilagens, é utilizada em combinação com outros materiais de suporte para ajustar as propriedades mecânicas. Os materiais de suporte comuns misturados com gelatina incluem cerâmica e quitosano.

O quitosano é um biomaterial natural que possui uma boa biocompatibilidade e atividade antibacteriana e tem sido utilizado em várias aplicações biomédicas, incluindo a administração de medicamentos e a regeneração de tecidos dentários. Os suportes de quitosano melhoraram a diferenciação, fixação e proliferação das células, fornecendo uma matriz 3D para as células estaminais da polpa dentária. Os investigadores combinaram o quitosano e outros biomateriais biomiméticos para sintetizar compósitos e melhorar as propriedades dos suportes. A combinação de quitosano/carboximetilcelulose (CMC) com complexo polielectrólito (PEC) regulou positivamente a expressão da sialofosfoproteína dentinária (DSPP) e da osteonectina (ON), como desenvolvido por Chen et al.

Além disso, o quitosano combinado com fosfato tricálcico melhorou o crescimento vascular in vivo. É possível obter uma estrutura biomimética em macroescala estratificada com propriedades mecânicas adaptáveis através da combinação de quitosano e colagénio de tipo 1 e semeada com células epiteliais dentárias HAT-7 e DSCs. Para aplicações de regeneração óssea, foram registados suportes compostos de quitosano e hidroxiapatite. Outros biomateriais misturados com quitosano incluem a seda natural, o alginato de colagénio e o ácido hialurónico.

O ácido hialurónico é conhecido pela sua excelente biocompatibilidade, biodegradabilidade e viscoelasticidade. A sua rápida taxa de degradação, bem como as suas fracas propriedades mecânicas, limitam a sua utilização em aplicações de engenharia de tecidos. Para melhorar as propriedades físicas, celulares e mecânicas, o ácido hialurónico é normalmente utilizado como um compósito em combinação com outros biomateriais, como o quitosano e o alginato. Quando o ácido hialurónico é modificado com hidrogel e péptido de arginina-glicina-ácido aspártico (RGD), a fixação das células, as propriedades proliferativas, a interação celular e o crescimento foram grandemente melhorados. Estas combinações têm sido exploradas para terapias de regeneração da polpa e endodontia.

Verificou-se uma boa adesão e proliferação de MSCs derivadas de tecido adiposo humano quando o ácido hialurónico foi modificado com hidrogel de ácido hialurónico com heparina para aplicações em biomedicina biomimética.

O alginato pode ser utilizado como um sistema de entrega para aplicações de engenharia de tecidos que podem

ser administrado através de uma técnica minimamente invasiva para a regeneração de ossos e cartilagens.

No entanto, a sua aplicação é limitada devido à sua fraca resistência mecânica. A resistência mecânica pode ser aumentada com cloreto de cálcio como agente de reticulação. A seda natural é outro biomaterial polimérico natural que é obtido principalmente a partir de bichos-da-seda. O componente estrutural da seda do bicho-da-seda é a fibroína da seda, que é altamente hidrofóbica e insolúvel na maioria dos solventes, incluindo a água. A fibroína da seda é um material proteico composto por uma cadeia pesada mais hidrofóbica e uma cadeia ligeira menos hidrofóbica.

A composição de aminoácidos da fibroína da seda é constituída principalmente por repetições de alanina, glicina e serina, formando sobretudo uma confirmação secundária da folha.

A conformação primária e secundária da fibroína da seda é responsável pelas suas caraterísticas, tais como a cristalinidade, a hidrofobicidade e as propriedades de resistência.

Para várias aplicações biomédicas biomiméticas, a fibroína de seda demonstrou propriedades favoráveis, tais como excelente biocompatibilidade, biodegradabilidade, propriedades mecânicas e capacidade de funcionar em condições variáveis de humidade e temperatura. Consequentemente, a seda tem sido investigada para uma série de aplicações biomédicas, incluindo a administração de fármacos, a engenharia de tecidos e a medicina dentária.

Para aplicações biomiméticas, os biomateriais de seda podem ser transformados numa gama de morfologias à escala micrónica ou mesmo nanométrica, tais como revestimentos, películas, espumas, fibras, tapetes electrospun não tecidos e hidrogéis. Além disso, a seda natural pode ser misturada com outros materiais naturais, sintéticos e bioactivos para produzir compósitos com propriedades adaptáveis. Por conseguinte, os biomateriais à base de seda natural têm um bom potencial para futuras aplicações de regeneração de tecidos. Para além dos polímeros naturais, vários polímeros sintéticos também demonstraram melhorias na fixação das células, potencial para fornecer moléculas solúveis, uma taxa de degradação controlada e capacidade para fabricar formas complexas. Exemplos de polímeros sintéticos incluem o fumarato de polipropileno (PPF), o polianidrido, a poliéter-éter-cetona (PEEK), a policaprolactona (PCL), o ácido poliláctico (PLA) e o ácido poliglicólico (PGA). Os polímeros sintéticos têm, comparativamente, um prazo de validade mais longo e podem ser produzidos em grandes quantidades uniformes de forma económica. Os polímeros sintéticos têm melhores propriedades mecânicas e físicas e podem ser utilizados para substituir tecidos moles e duros. Em comparação com os polímeros naturais, os polímeros sintéticos têm menor capacidade de interação com as células e problemas de biocompatibilidade. Para ultrapassar estas desvantagens, a melhor solução é fabricar andaimes compósitos.

Na aplicação em engenharia de tecidos, estes suportes compósitos biomiméticos melhoraram a biocompatibilidade e controlaram a degradação. Na engenharia de tecidos ósseos, os hidrogéis são utilizados como uma importante classe de polímeros, também conhecidos como redes de polímeros hidrofílicos que orientam o crescimento de novos tecidos. Os hidrogéis podem ser naturais (gelatina, alginato e agarose) e sintéticos (à base de poli(álcool vinílico)). Estes materiais permitem que as células se diferenciem, adiram e proliferem, uma vez que têm a capacidade de absorver água. Os hidrogéis são capazes de fornecer moléculas bioactivas e imitar a topografia da MEC, sendo utilizados em numerosos processos de engenharia de tecidos.

7.2.2 Biocerâmica

As biocerâmicas de CaP são conhecidas pela sua bioatividade e são normalmente utilizadas para o fabrico de enxertos ósseos sintéticos. Entre estas estão o CaP amorfo (ACP), o fosfato tricálcico (TCP), a hidroxiapatite deficiente em cálcio, hidroxiapatite di-hidratada de fosfato dicálcico (HA, $Ca10(PO4)6(OH)2$), hidroxiapatite anidra de fosfato dicálcico, fosfato monocálcico mono-hidratado, fosfato monocálcico anidro, fosfato tricálcico (TCP, $Ca3(PO4)2$) e fosfato octacálcico. Estas biocerâmicas têm sido amplamente utilizadas na regeneração de tecidos duros devido às suas caraterísticas distintivas, como a biocompatibilidade, a boa bioatividade, a osteoindução e a osteocondução. Recentemente, um defeito ósseo devido a ameloblastoma foi preenchido com sucesso com uma HA cerâmica nanocristalina enriquecida com magnésio. Na aplicação endodôntica, as bioglasses ($SiO2Na2O-CaO-P2O5$) têm sido amplamente utilizadas devido à sua elevada bioatividade. No entanto, as fracas propriedades mecânicas, a elevada estabilidade e a dificuldade de moldagem destas biocerâmicas limitam a sua ampla aplicação na engenharia de tecidos.

7.2.3 Metais

Os metais são considerados materiais atractivos para a construção da impressão 3D de estruturas biomiméticas para a regeneração de ossos e tecidos. Os metais potencialmente utilizados na impressão 3D de andaimes são o crómio, o cobalto, o aço inoxidável, as ligas de titânio e o nitinol. Recentemente, foram introduzidos biomateriais metálicos degradáveis, conhecidos como "metais biodegradáveis" (BMs), para aplicações em tecidos biomiméticos. Zheng et al. referiram os BMs à corrosão gradual de metais que libertam produtos de corrosão que provocam uma resposta adequada do hospedeiro, tal como acontece in vivo. Estes produtos dissolvem-se então completamente sem resíduos do implante, o que promove a cicatrização dos tecidos. Exemplos de BMs incluem metais à base de ferro (Fe), cálcio, magnésio (Mg) e zinco. Recentemente, foram utilizados BMs à base de Mg e Fe para o fabrico de andaimes, mas devido à falta de dados relativos à biocompatibilidade e à viabilidade celular, o potencial destes materiais é atualmente incerto. Deverá ser efectuada mais investigação utilizando BMs para aumentar a disponibilidade de materiais para andaimes biomiméticos de impressão 3D para regeneração óssea.

O titânio (Ti) é um metal leve, utilizado para substituir o osso devido às suas excelentes propriedades de biocompatibilidade, resistência à corrosão, mecânicas e físicas. Além disso, é utilizado como material de implante para uma osseointegração eficaz e crescimento ósseo na interface do implante. Devido às fortes capacidades de ligação não covalente do grafeno e do óxido de grafeno (GO), apoia a osteogénese e a diferenciação das células estaminais para aumentar o potencial osteogénico dos suportes, o grafeno e os seus derivados podem ser combinados com outros biomateriais. O grafeno é uma camada única e plana de átomos de carbono não aromáticos hibridizados com sp2 numa disposição hexagonal com uma elevada condutividade eléctrica e térmica, área de superfície e resistência mecânica. Tem imensas aplicações em dispositivos biomateriais para administração de medicamentos, materiais estruturais e engenharia de tecidos.

Devido à sua estrutura ordenada, apresenta uma excelente atividade antimicrobiana, que é ainda mais reforçada na sua forma oxidada (GO). O GO é constituído por grupos funcionais, ou seja, átomos de oxigénio e de carbono dispostos em estrutura de favo de mel, o que o torna uma estrutura bidimensional. O GO tem grupos carbonilo e carboxilo nos bordos, enquanto que os grupos epóxido e hidroxilo no plano basal. A hidrofilicidade e a carga negativa do GO estimulam a sua interação eficaz com os osteoblastos. O revestimento de GO na superfície do implante de titânio proporciona uma atividade antibacteriana e uma funcionalização química que conduz ao stress oxidativo e membranar nas células bacterianas. As propriedades antimicrobianas são contribuídas tanto pela oxidação como pelo stress das membranas. Os passos incluídos na sua atividade antimicrobiana são os seguintes: nos materiais à base de grafeno, as células depositar-se-ão inicialmente, seguindo-se o contacto direto com as nanofolhas afiadas, que causam stress membranar nas células e, por fim, ocorrerá a oxidação do superóxido independente do anião. Kalisz et al. investigaram as propriedades de corrosão da liga de titânio (Ti6Al4V) revestida com grafeno e comparada com pentóxido de nióbio (Nb2O5). Foi observada uma melhoria considerável no comportamento da resistência à corrosão na liga de titânio revestida com grafeno em comparação com o revestimento de Nb2O5.

Su et al. revestiram com êxito GO em superfícies de Ti através de dopamina e relataram efeitos imunomoduladores benéficos e biocompatibilidade na osteogénese em superfícies de Ti-GO, indicando que GO pode ser um possível material de revestimento para a modificação de implantes e estruturas ósseas.

Na cirurgia oral, as membranas de colagénio são utilizadas para o tratamento de defeitos ósseos. Estas membranas de colagénio não permitem a invasão de tecidos moles no osso em crescimento.

Para melhorar a biocompatibilidade do osso e dos tecidos moles, um derivado do grafeno, o óxido de grafeno, é revestido nas membranas de colagénio. Radunovic et al. investigaram a biocompatibilidade de membranas de colagénio revestidas com GO utilizando DPSCs com o objetivo de controlar a indução de eventos inflamatórios, a capacidade de promover a diferenciação e a citotoxicidade do biomaterial. A membrana de colagénio revestida com GO demonstrou uma boa biocompatibilidade e induziu uma diferenciação mais rápida das DPSCs em células ósseas. Por conseguinte, o GO é um potencial substituto das membranas conservadoras, garantindo assim uma formação óssea mais eficiente e melhorando o desempenho clínico.

7.3 Métodos de processamento de andaimes biomiméticos 3D

O processamento de materiais biomiméticos envolve a síntese e a conceção de novos materiais funcionais através da modificação das estruturas, funções, processos e produtos biológicos. Convencionalmente, estes processos têm-se reproduzido através da cópia de funções e estruturas da matriz extracelular. Nos últimos anos, foram registados vários avanços na construção de suportes biomiméticos 3D porosos. Estes suportes contemporâneos podem ser controlados ao nível da nanoescala para regeneração de tecidos. Para explorar novas técnicas e modificações, tem sido efectuada uma investigação abundante centrada nas técnicas de fabrico de suportes 3D que podem ser classificados em três tipos principais:

1. Porogéneos em biomateriais; por exemplo, lixiviação de partículas, fundição em solvente, formação de espuma por gás, separação de fases e liofilização. O resumo destas técnicas, juntamente com as suas caraterísticas, é apresentado no Quadro 5.

2. Nos últimos anos, foram desenvolvidas técnicas de prototipagem rápida, incluindo a impressão 3D (3DP), a bioimpressão (plotagem 3D ou escrita direta), a modelação por deposição fundida (FDM), a sinterização selectiva por laser (SLS) e a estereolitografia (SL), como se apresenta no quadro 6.

3. Scaffolds de fibras tecidas ou não tecidas utilizando electrospinning e microesferas sinterização. As caraterísticas de vários andaimes fabricados utilizando técnicas tecidas ou não tecidas são apresentadas no Quadro 7.

Técnica	Material processado	Vantagens	Desvantagens
Separação de fases induzida termicamente (TIPS)	suportes à base de ácido poli(L-lático)	Flexibilidade de processamento. Produzir andaimes 3D Diferenciação osteogénica melhorada. Indução da cicatrização de defeitos.	Distribuição e tamanho dos poros não controlados. Limitado a alguns polímeros. Falta de controlo sobre as formas 3D
Gaseificação de fluidos supercríticos	poli(ácido DL-lático-ácido coglicólico) (PLGA), poli(ácido DL-lático) (PDLLA)	Preparação de uma cópia porosa exacta. Não é necessário solvente orgânico.	Diminuição do tamanho dos poros. Estrutura frágil. Forma uma camada não porosa. Demora horas a completar.

Auto-montagem	Suporte de hidrogel e péptido-anfifilo (PA)	Conceber matrizes mineralizadas moles e duras para a regeneração de tecidos dentários/pulpares.	Incapacidade de controlo dos poros de dimensão macro. Formação limitada de geometria 3D mecanicamente estável
Método de liofilização de emulsão/ liofilização	Polímeros naturais e sintéticos	Scaffolds altamente porosos. Grandes áreas de superfície. Propriedades mecânicas superiores. Podem ser evitadas temperaturas elevadas. Boa biocompatibilidade. Extensa osteocondutividade	Controlo inadequado do tamanho, da rede e da arquitetura dos poros do scaffold. Procedimentos morosos. Elevado consumo de energia. Utilização de solventes citotóxicos. Formação de poros irregulares e de pequena dimensão (15-35 μm).
Processo de formação de espuma por gás	PLGA	Altamente poroso. Não são necessários solventes orgânicos e citotóxicos. Agentes espumantes gasosos inertes.	A técnica não pode ser utilizada para polímeros hidrofílicos e vítreos. Utilização de calor excessivo. Estruturas de poros fechadas e não interligadas.
Fundição por solventes e lixiviação de partículas	PGA	Método mais comum e fácil. Custos de equipamento	Solvente residual nocivo. Diminuição da atividade das moléculas

		sustentáveis O tamanho dos poros e a porosidade podem ser controlados. Elevada porosidade e poros interligados. Capaz de cicatrizar defeitos ósseos críticos em epicôndilos mediais do fémur de ratos.	bioindutoras. Impossibilidade de adicionar agentes farmacológicos. O processo só pode formar andaimes de forma simples

Tabela 5. Resumo dos materiais processados, vantagens e desvantagens dos porogénios em biomateriais para a produção de andaimes biomiméticos

Técnica	Material processado	Vantagens	Desvantagens
Electrospinning	Polímeros naturais: colagénio, fibroína da seda e fibrinogénio, quitosano, gelatina Polímeros sintéticos: PGA, PLLA, PLGA e PCL)	Porosidade e morfologia exactas. Fibras na gama dos nanómetros. Forte capacidade de induzir a diferenciação osteogénica. O tamanho reduzido dos poros imita a ECM, a densidade e a elevada área de superfície.	Requer solventes orgânicos. Difícil de criar clinicamente um grande andaime 3D.
Sinterização de microesferas	Polímeros sintéticos: PLGA	Melhoria da fixação e da proliferação	Foi utilizado CO_2 que cria uma

| | | celular. Excelentes propriedades mecânicas. | estrutura de poros fechados. |

Tabela 6. Resumo dos materiais processados, vantagens e desvantagens da técnica de fibras tecidas ou não tecidas para a produção de andaimes biomiméticos.

Técnica	Material processado	Vantagens	Desvantagens
Estereolitografia	Polímeros sintéticos: PEG, PEGDA, PPF, PCL, PDLLA	Andaime de elevada precisão Melhoria significativa da adesão, proliferação e diferenciação osteocondral. Fácil remoção do fotopolímero por aquecimento	Irritação cutânea e citotoxicidade Fotopolimerização de materiais. Materiais e equipamentos dispendiosos
Modelação por deposição em fusão (FDM)	Polímeros sintéticos: PCL, PLGA, PC, PPSF, PEI, PVA, ABSP400	Alta porosidade e tamanho de poro controlado com uma interconectividade completa Boa resistência mecânica Sem necessidade de solvente tóxico. Flexibilidade no processamento de materiais. Porosidade e tamanho dos poros controlados.	Temperatura de processamento elevada. Gama de materiais limitada. Poros inconsistentes. A aplicação a polímeros biodegradáveis pode ser limitada.
Sinterização selectiva por laser (SLS)	Polímeros sintéticos: PEEK, PCL, poli(ácido lático) Cerâmica: HA, TCP	Elevada resistência à compressão. Sem solventes. Estrutura complexa. Pode controlar o tamanho dos poros e a porosidade.	Necessita de materiais em pó que resistam ao calor do laser. Durante o processo de sinterização, os materiais devem

			resistir à contração do andaime Tratamentos de pré e pós-aquecimento do material em pó. Podem ser utilizados polímeros termicamente estáveis. Tamanho limitado/pequeno dos poros
Bioimpressão tridimensional	Cerâmica Polímeros Hidrogel Metais	Processo fácil. Elevada porosidade com um tamanho de poro controlável e uma interconectividade completa. Melhora a fixação e a regeneração das células. Capaz de criar andaimes personalizados que se adaptam exatamente às necessidades do paciente.	Falta de resistência mecânica. Falta de integridade. Utilização de solventes orgânicos tóxicos.
PEGDA: poli(etilenoglicol)diacrilato, PEG: polietilenoglicol, PCL: policaprolactona, PPF: fumarato de polipropileno, PVA: álcool polivinílico, ABSP400: acrilonitrilo-butadieno-estireno, PDLLA: poli D,L-lactídeo, TCP: fosfato tricálcico, HA: hidroxiapatite, policarbonato polieterimida (PEI) e poli(fenilsulfona) PEEK, policaprolactona, PCL.			

Tabela 7. Resumo dos materiais processados, vantagens e desvantagens das técnicas de prototipagem rápida para a produção de andaimes biomiméticos.

7.4. Terapia com células estaminais dentárias para regeneração biomimética de tecidos

As células estaminais dentárias (DSCs) são essencialmente necessárias para a engenharia de tecidos regenerativos

abordagens. As células estaminais são células indiferenciadas, imaturas, capazes de diferenciação celular e de auto-renovação. Estas células formam um "nicho de células estaminais" e residem em cada tecido de áreas específicas. As células estaminais adultas que residem em vários tecidos mesenquimatosos são designadas por células estaminais mesenquimatosas ou células estromais mesenquimatosas multipotentes (MSC). As MSC são células multipotentes que podem diferenciar-se em múltiplas células, incluindo adipócitos, condrócitos e osteócitos e vários tipos de tecidos, pelo que atraíram clínicos e investigadores para aplicações regenerativas. A terapia com células estaminais é um procedimento avançado para o tratamento de tecidos degenerados que podem ser utilizados através da administração de células com potencial regenerativo adequado. Existem vários tipos e fontes de células estaminais dentárias pós-natais. As caraterísticas das células estaminais dentárias, incluindo as aplicações biomiméticas e os grupos de diferenciação (CD) associados, são apresentadas no Quadro 8.

Tipo de célula	Multipotencial	Fonte	Aplicação biomimética	Expressão do antigénio CD
Células estaminais da polpa dentária (DPSC)	Adipogénico Condrogénico Miogénico Neurogénico Osteogénico Odontoblasto	Polpa dos terceiros molares natais, supranumerários e impactados. Polpa inflamada. Molares e pré-molares	Endodontia regenerativa Regeneração óssea	Positivo: CD9, CD10, CD13, CD29, CD44, CD49d, CD59, CD73, CD90, CD105, CD106,

		saudáveis criopreservados. Dentes doentes mas vitais.		CD146, CD166 Negativo: CD14, CD31, CD34, CD45, CD117, CD133
Células estaminais de dentes decíduos esfoliados humanos (SHED)	Adipogénico Condrogénico Dentinogénico Miogénico Neurogénico Osteoindutor Odontoblasto	Polpa remanescente de dentes decíduos esfoliados.	Endodontia regenerativa e regeneração óssea	Positivo: CD13, CD44, CD73, CD90, CD105, CD146 Negativo: CD14, CD19, CD34, CD43, CD45
Células estaminais do ligamento periodontal (PDLSC)	Adipogénico Condrogénico Miogénico Neurogénico Osteogénico Cementogénico	Ligamento periodontal (PDL) de dentes permanentes saudáveis. PDL regenerado inflamado de defeitos intra-ósseos	Regeneração periodontal Regeneração óssea	Positivo: CD9, CD10, CD13, CD29, CD44, CD49d, CD59, CD73, CD90, CD105 CD106, CD146, CD166 Negativo: CD31, CD34, CD45
Células estaminais do folículo dentário (DFSC)	Capacidade de diferenciação dos tecidos osteogénicos, adipogénicos e do tipo periodonto Osteoblastos, Condrócitos, Adipócitos	Terceiros molares humanos normais impactados	Regeneração periodontal Regeneração óssea	Positivo: CD9, CD10, CD13, CD29, CD44, CD49d, CD59, CD73, CD90, CD105, CD106, CD166

				Negativo: CD31, CD34, CD45, CD133
Células estaminais da papila apical (SCAP)	Adipogénico Condrogénico Dentinogénico Miogénico Neurogénico Odontoblasto Células do tipo cementoblasto	Raízes imaturas de terceiros molares humanos normais impactados	Endodontia regenerativa Regeneração óssea	Positivo: CD49d, CD51/61, CD56, CD73, CD90, CD105, CD106, CD146, CD166 Negativo: CD14, CD18, CD34, CD45

Agregado de diferenciação CD *

Tabela 8. Resumo das células do estroma mesenquimatoso (MSC) derivadas de tecidos dentários humanos; isolamento multipotencial, fonte e expressão do antigénio cd e sua aplicação clínica na engenharia de tecidos biomiméticos.

As DSC de células estaminais da polpa dentária (DPSC), as células estaminais de dentes decíduos esfoliados humanos (SHED) e as células estaminais da papila apical (SCAP) são as mais utilizadas. A reprogramação de células estaminais e a transferência nuclear de células somáticas são novas tecnologias de células estaminais que estão disponíveis para converter células diferenciadas em células embrionárias e ultrapassar a rejeição imunitária, que é um problema muito comum que ocorre com as células embrionárias. Para regenerar estruturas orais danificadas, as abordagens de engenharia de tecidos baseadas em células estaminais são promissoras. No entanto, para garantir a utilização segura e eficaz da terapia com células estaminais, é obrigatório compreender os mecanismos moleculares básicos subjacentes ao destino das células estaminais.

7.5. Factores de crescimento biológicos de sinalização celular para a engenharia biomimética de tecidos

Para além do suporte biomimético e das células estaminais, a sinalização celular biológica é um componente importante para a engenharia de tecidos biomiméticos. A sinalização celular biológica é um sistema complexo de comunicação que é responsável pela organização das interações no interior da célula e dirige diferentes actividades celulares[18] . Os factores de crescimento (GFs) ou mediadores indutores de tecidos desempenham um papel importante na regulação da diferenciação dos tecidos. Os GFs são proteínas formadas por resíduos de aminoácidos ligados através de cadeias polipeptídicas e actuam ligando-se a receptores específicos e activando uma série de sinais durante a embriogénese. Por exemplo, os citoesqueletos dos GFs são incorporados na matriz da dentina durante a dentinogénese. Estes factores de crescimento, uma vez libertados, têm a capacidade de produzir respostas celulares. Estes factores de crescimento incluem o TGF-, os factores de crescimento derivados das plaquetas (PDGFs), as proteínas morfogénicas ósseas (BMPs), o fator de crescimento dos fibroblastos (FGFs) e os VEGFs. Após a ligação, ocorrem destinos celulares específicos após o desencadeamento de uma cascata. A maioria dos FGs regula um determinado tipo de células, no entanto, alguns actuam em vários tipos de células e têm funções pleiotrópicas que influenciam numerosos tecidos.

Em muitos casos, os diferentes GF podem ter funções sobrepostas. Consequentemente, o mesmo tipo de factores de crescimento pode ser produzido por diferentes tipos de células. Além disso, estes sinais biológicos podem manter o crescimento, a proliferação e a migração do desenvolvimento celular. A secreção de GF da matriz extracelular ocorre através de enzimas e tem um efeito direto na restauração ou no desenvolvimento dos tecidos. Vários factores de crescimento e as suas funções têm sido explorados para aplicações de engenharia de tecidos.

7.5.1 Proteínas morfogenéticas ósseas

As proteínas morfogenéticas ósseas desempenham um papel importante na formação do tecido esquelético durante a idade adulta, na embriogénese, no crescimento e na cicatrização, bem como na diferenciação de vários tecidos orais, incluindo o osso alveolar, os ameloblastos, o cemento e a dentina durante o desenvolvimento dos dentes. Vários estudos investigaram várias combinações de suportes de engenharia de tecidos carregados com BMPs. Para a regeneração dos tecidos dentários, as BMPs têm sido amplamente exploradas. As moléculas de sinalização BMPs estão associadas à modulação e regulação da diferenciação funcional e citológica das células da polpa em pré-odontoblastos e odontoblastos. As BMPs (BMPs-2, 4 e 7) GFs induzem a regeneração óssea em locais heterotópicos e in vitro. Foi referido que a proteína morfogenética óssea-2 (BPM-2) medeia a expressão da sialofosfoproteína e a diferenciação dos odontoblastos através da sinalização NF-Y. Quando o gene BMP-2 é entregue diretamente ao tecido através de um vetor adenoviral, consegue-se a cura de defeitos ósseos mandibulares. A atividade biológica da BMP-7 foi avaliada em dois modelos separados de regeneração ortotópica envolvendo defeitos calvários de tamanho crítico e ossos longos e defeitos alveolares periodontais. A expressão de várias BMPs (BMPs 2, 3a, 4, 7 e 8) é observada durante a cicatrização de fracturas. A capacidade de cicatrização e regeneração da BMP-6 foi avaliada após a criação de defeitos periodontais num estudo em animais. Neste estudo, a BMP-6 foi administrada nas regiões afectadas após o início da doença periodontal, que foi mantida durante 8 semanas. Os autores verificaram que houve um aumento do crescimento do osso e da regeneração do ligamento periodontal após a aplicação de BMP-6, confirmando a importância das BMPs na periodontia regenerativa.

7.5.2 Fator de crescimento endotelial vascular

O VEGF promove a angiogénese e a vasculogénese durante a regeneração dos tecidos e induz uma resposta angiogénica na polpa cortada, ajudando no processo de revascularização. Os defeitos calvários tratados com uma combinação de BMP-4 e VEGF demonstraram uma melhor regeneração óssea em comparação com as células transduzidas isoladamente. Vários estudos relataram o papel positivo do VEGF na regeneração da polpa dentária. Yadlapati et al. referiram que os scaffolds biodegradáveis carregados com VEGF aumentaram a viabilidade celular, o fornecimento de sangue e a sobrevivência das células estaminais da papila apical. Além disso, a utilização de uma combinação de VEGF e BMP-2 promoveu a diferenciação odontogénica e osteogénica das DPSCs. Da mesma forma, a sobre-expressão do fator-1_ derivado de células estromais (SDF-1_) e do VEGF pelas DPSCs aumentou a vascularização e a regeneração da polpa dentária.

7.5.3 Fator de crescimento derivado de plaquetas

O PDGF também actua como fator de crescimento angiogénico, reparação de tecidos, proliferação e osteogénese. O PDGF tem o potencial de regenerar tecidos duros e moles, pelo que tem sido explorado para a regeneração periodontal e óssea. No entanto, existe uma limitação do PDGF: no local da ferida, a sua biodisponibilidade e atividade biológica são transitórias devido à codificação do recetor do PDGF por um gene específico da paragem do crescimento. Recentemente, os investigadores desenvolveram a transferência do gene PDGF-A através de um vetor de adenovírus (Ad-PDGF-A) para ultrapassar esta limitação. Esta transferência liberta uma fosforilação sustentada da tirosina, o que prolonga o efeito do PDGF na sinalização celular, que é fundamental para a proliferação das células. Além disso, o PDGF demonstrou a proliferação de células periodontais, incluindo fibroblastos, cementoblastos e osteoblastos durante a aplicação da regeneração periodontal.

7.5.4 Fator de crescimento dos fibroblastos

O FGF é conhecido por induzir a angiogénese, a quimiotaxia e a proliferação celular das células do ligamento periodontal. Em termos de regeneração dos tecidos orais, o FGF é adequado para utilização na regeneração dos tecidos periodontais, uma vez que no ligamento periodontal existem células mesenquimatosas indiferenciadas. Nakahara et al. referiram que, após a implantação, a libertação controlada de FGF não só se manteve durante pelo menos 4 semanas, como também participou na cicatrização de feridas nos tecidos periodontais.

7.5.5 Fator de crescimento transformador

O fator de crescimento transformador desempenha um papel importante do TGF-_ na homeostase dos tecidos, na osteo/
condrogénese, reparação de tecidos, desenvolvimento embrionário e numerosas patologias
condições. O TGF-_ regula vários genes associados à diferenciação, crescimento e cicatrização de feridas através dos receptores de serina/treonina quinase. Além disso, a sinalização do TGF regula a membrana celular através de um processamento proteolítico e a libertação da matriz extracelular através da sua biodisponibilidade. O

TGF-_ inibe a proliferação de macrófagos e neutrófilos, suprime a maturação das células T e a migração quimiotáctica, funcionando assim como regulador eficaz da imunidade adaptativa e inata. Além disso, verificou-se que quando factores de crescimento como o TGF-_ e as BMPs foram utilizados em combinação, induziram uma maior atividade osteoindutora e a regeneração do osso utilizando apenas estas proteínas. Tachi K, at el investigou uma combinação de BMPs e TGF carregados em scaffolds de colagénio e relatou uma melhor cicatrização e regeneração óssea com uma melhor atividade osteoindutora da regeneração óssea. Estudos relataram que o TGF-_ pode ser libertado após o tratamento químico da dentina, como a lavagem com EDTA. Além disso, foi demonstrado que níveis extremos de pH (1,5 ou 12) ajudam a ativar o TGF, tornando-o a molécula fundamental para a revascularização da polpa.

Este conceito de controlo do perfil de libertação foi aplicado ao processo de mineralização biomimética. A técnica de coprecipitação biomimética mostrou uma libertação gradual da dose de BMP-2, ao passo que na técnica de adsorção superficial se observou uma libertação rápida de BMP-2. A eficácia e o modo de administração da BMP-2 foram testados utilizando discos de liga de Ti (Ti6A14V) implantados na região dorsal de ratos por via subcutânea durante 5 semanas. Os resultados mostraram que os grupos que receberam a administração sustentada de BMP-2 demonstraram uma melhor densidade e volume do osso regenerado. Todas estas moléculas de sinalização biológica e factores de crescimento têm o potencial de modular o processo de regeneração e reparação. Estes factores de crescimento têm uma relação custo-eficácia limitada quando injetados no local alvo. Para além da meia-vida curta, as células são também sensíveis à concentração destas moléculas de sinalização biológica, pelo que a aplicação eficaz de factores de crescimento na regeneração biomimética de tecidos depende principalmente das tecnologias de administração.

Estas tecnologias de entrega afectam diretamente o tempo durante o qual os factores de crescimento permanecem activos no tecido alvo. Esta situação provocou a utilização de sistemas capazes de reter estes factores de crescimento biomiméticos durante um período prolongado. O objetivo destas tecnologias de administração é controlar a administração do fator de crescimento para incentivar a ação terapêutica ou a formação de tecidos. No entanto, o fornecimento preciso destas moléculas biológicas é uma tarefa difícil no domínio da engenharia de tecidos biomiméticos. A investigação em curso descobriu uma vasta gama de técnicas e estratégias para controlar a cinética de libertação de moléculas de sinalização biológica. As técnicas de libertação mais avançadas incluem a imobilização de andaimes através de encapsulamento físico ou químico, microencapsulamento, microesferas e libertação activada.

Foram efectuadas mais investigações sobre os sistemas de entrega robustos que envolvem mais do que uma abordagem.

A Figura 6 apresenta um conceito esquemático simples de engenharia de tecidos biomiméticos utilizando três componentes básicos. A administração destas proteínas no interior dos minerais de regeneração de tecidos pode ser efectuada através de dois mecanismos: Primeiro, as proteínas podem ser adsorvidas na superfície do mineral através da interação eletrostática entre as proteínas e a apatite mineral. Este é o chamado método de adsorção superficial. A cinética de libertação das proteínas incorporadas através destes processos é diferente, o que afecta as propriedades da estrutura mineral. O perfil de libertação mais controlado e sustentado ocorre nas propriedades da estrutura mineral. As proteínas coprecipitadas apresentam um perfil de libertação mais controlado e sustentado, ao passo que as proteínas adsorvidas à superfície apresentam um perfil de libertação explosivo. De acordo com os estudos anteriores, diferentes factores de crescimento resultam em diferentes caraterísticas morfológicas. No futuro, existe a possibilidade de optar pela engenharia das caraterísticas morfológicas da dentina através da seleção de biomoléculas específicas de acordo com a regeneração tecidular pretendida. Embora as abordagens de engenharia de tecidos tenham demonstrado resultados promissores, as aplicações em cenários clínicos são ainda muito limitadas. A regeneração de tecidos orais e dentários que imitam os tecidos naturais é um desafio devido à sua natureza estrutural e funcional complexa. O fabrico de um suporte ideal com propriedades materiais controladas, como a porosidade, o rácio superfície/volume e a distribuição dos poros, é crucial, mas não é simples. Outros desafios incluem a organização adequada dos eventos que ocorrem no local de cicatrização, de modo a resultar na promoção e crescimento das células. Mais investigação explorando moléculas de sinalização e novos biomateriais são t resultados na promoção e crescimento celular. A investigação adicional que explora as moléculas de sinalização e os novos biomateriais é, portanto, de grande interesse e essencialmente necessária para o progresso da engenharia e regeneração dos tecidos orais.

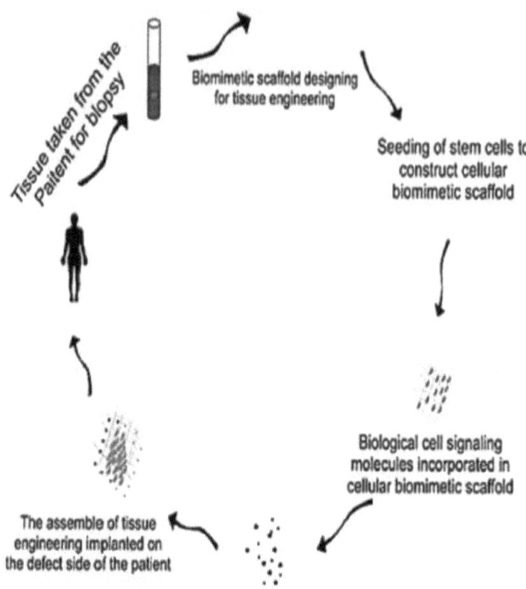

Figura 6. Representação esquemática dos componentes básicos e das etapas do conceito de engenharia de tecidos biomiméticos para a regeneração de tecidos dentários.

8. FIBRA DE POLIETILENO

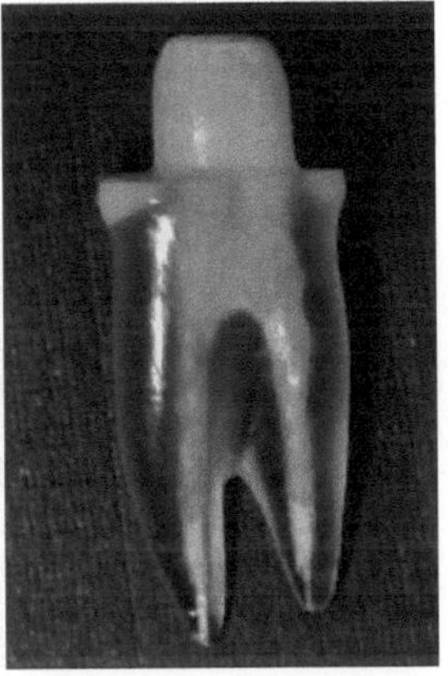

Figura 1. Fibra de polietileno

Ribbond Um material de reforço de fitas, Ribbond, (Ribbond Inc., Seattle WA) está disponível comercialmente desde 1992. Este material é composto por fibras de polietileno de peso molecular ultra-elevado (UHMW) pré-impregnadas, silanizadas, tratadas com plasma e com leno-tecido. O leno-tecido é um padrão especial de fios cruzados e cosidos, que aumenta a durabilidade, a estabilidade e a resistência ao corte do tecido. A arquitetura aberta e lacónica da fita de leno-tecido permite-lhe adaptar-se perfeitamente aos contornos dos dentes e da arcada dentária. A densa rede de intersecções nodais bloqueadas do material reduz o potencial de danos na arquitetura do tecido, impedindo que as fibras se desloquem durante a manipulação e adaptação antes da polimerização. O material tem uma estrutura tridimensional devido à trama leno ou à trança triaxial. Estas caraterísticas proporcionam o encravamento mecânico da resina e da resina composta em diferentes planos, permitindo assim uma ampla janela de processamento. Além disso, a microfissuração é minimizada durante a polimerização da resina.

8.1 Minimização de microfissuras e efeito de reforço da fibra de polietileno UHMW

As restaurações reforçadas com fibras têm uma taxa de sucesso aceitável. As propriedades físicas dos materiais utilizados para estas restaurações dependem do tipo de material compósito, da posição, quantidade, direção e forma das fibras, da relação fibra/matriz, da distribuição das fibras na matriz e da impregnação das fibras com a matriz polimérica. A aplicação de uma camada de fibras num material de restauração pode aumentar a capacidade de carga da restauração e pode impedir a propagação de fissuras da restauração para o dente. Os compósitos reforçados com fibras (FRC) suportam eficazmente a tensão de tração, e os FRC contínuos tecidos têm o potencial de fornecer propriedades mais consistentes do que as fibras unidireccionais devido à estrutura tridimensional resultante da trama leno ou da trança triaxial.

O projeto bem sucedido de qualquer estrutura requer uma análise aprofundada para prever e acomodar as tensões que se desenvolverão sob as cargas aplicadas previstas. A técnica de análise de tensões por elementos finitos permite medir com exatidão os valores de tensão em toda a estrutura em consideração. A análise de elementos finitos de modelos de FRC indicou que o reforço com fibra de polietileno de trama longa (Ribbond Tradicional) concebido com uma caraterística de ponto de fecho reduz os valores de tensão quando comparado com os modelos de fibra do tipo unidirecional ou diagonal (Ribbond Triaxial) sob carga. O desenho da fibra tem um efeito significativo no valor da tensão e na distribuição da tensão, pelo que deve ser tido em consideração ao colocar restaurações reforçadas com fibra.

Quando os modelos são avaliados em condições laboratoriais, a falha estrutural dos materiais reforçados com fibras ocorre geralmente como resultado da fratura da fibra, da fratura da matriz ou da fratura da ligação interfacial fibra-matriz. Numa aplicação típica, a carga é transferida de uma fibra para outra através da interface e da matriz. Quando uma fibra se parte, é necessária uma interface forte para a redistribuição das cargas da fibra partida para as fibras circundantes na matriz. Se a fibra não estiver restringida e não for obstruída ao longo do seu comprimento, uma fenda atravessará todo o comprimento do material, resultando num enfraquecimento substancial. Se a fissura circunferencial atingir um segmento fraco da fibra, esta rompe-se e desliga-se.

A utilização de fibras transversais, como as que se encontram numa trança leno-weave ou triaxial, limita a extensão deste processo entre dois conjuntos de fibras. Quando uma amostra de compósito sem reforço de fibras é colocada numa flexão, aparecem fissuras na face de tração e, devido à fragilidade do material, propagam-se rapidamente causando a falha. Quando uma fita fibrosa é colocada na resina compósita, as fibras servem como agentes de paragem de fissuras e de endurecimento e fornecem um conjunto de interfaces que impedem o crescimento rápido de fissuras. As fissuras menores que ocorrem são limitadas dentro das áreas subtendidas pelas fibras entrelaçadas que restringem o seu crescimento a pequenas dimensões. Quando a fissura atinge o plano do reforço fibroso, a sua trajetória de avanço é reduzida e propaga-se ao longo da interface mais fraca, fazendo com que mude de direção (Figura 6). A utilização de fibras de polietileno de reforço UHMW em restaurações provisórias à base de polimetacrilato de metilo impede a propagação de fissuras maiores, pelo que se torna um método eficaz para o reforço de restaurações provisórias.

8.2 Efeito redutor da retração por polimerização da fibra de polietileno UHMW

Durante a restauração de dentes, pode ocorrer uma perda apreciável da estrutura dentária, incluindo caraterísticas anatómicas como cúspides, cristas e o teto arqueado de uma câmara pulpar. Como esta perda pode enfraquecer o dente, a preservação da estrutura dentária é importante para a proteção sob carga oclusal. Ao contrário da amálgama, as restaurações de compósito coladas geralmente fortalecem o dente. No entanto, a contração da polimerização continua a ser um problema na restauração direta extensa com compósitos.

As modificações que reduziriam ou eliminariam a concentração de tensão interfacial dentro da restauração de compósito podem aumentar a resistência da ligação, aumentando a força necessária para criar e propagar uma fissura através do complexo interfacial compósito/resina adesiva de ligação. A camada de fibrilhas de colagénio densamente compactadas com resina pode atuar como um mecanismo de amortecimento elástico inerente para compensar a contração de polimerização da resina de restauração. A camada híbrida proporciona um efeito modificador de tensão sob restaurações de compósito ou cerâmica. Embora a aplicação de uma resina intermédia de baixo módulo de elasticidade entre o agente de ligação e a resina composta possa aliviar as tensões de contração e melhorar a integridade marginal, os compósitos fluidos não conseguem produzir margens de resina sem fendas em cavidades com ranhuras de Classe II pretas.

O módulo de elasticidade da fibra de UHMWPE foi anteriormente demonstrado como sendo de 1397 MPa. Contudo, em condições clínicas, a fibra de UHMWPE Ribbond é utilizada em combinação com resina fluida e uma resina adesiva, resultando num aumento do módulo de elasticidade para 23,6 GPa. Acredita-se que o módulo de elasticidade mais elevado e o módulo de flexão mais baixo da fibra de polietileno tenham um efeito modificador nas tensões interfaciais desenvolvidas ao longo do limite esmalte/resina gravado. A incorporação de uma fibra de polietileno LWUHM num leito de resina fluida sob uma restauração extensa de compósito aumenta tanto a resistência à fratura em molares obturados com cavidades MOD como a resistência de ligação à dentina por microtensão, mas diminui a microinfiltração em cavidades com um fator c elevado. A concentração densa de intersecções nodais fixas da fibra de polietileno LWUHM ajuda a manter a integridade do tecido, permitindo que as tensões na maior parte do material sejam transferidas mais eficazmente devido a trajectórias de carga bem definidas de uma área para outra.

8.3 Utilização clínica da fibra de polietileno LWUHM

O Ribbond é um material incolor e maleável que se adapta facilmente à morfologia dentária e ao contorno da arcada dentária. A sua translucidez permite uma restauração estética e pode ser curado com compósitos fotopolimerizáveis. Estão disponíveis comercialmente três formas diferentes de Ribbond de fibra de polietileno UHMW: Original Ribbond, Ribbond THM e Ribbond Triaxial. Tanto o Ribbond Original como o Ribbond THM consistem em fibras de polietileno tratadas com plasma frio, mas estas últimas diferem em termos de forma e espessura. Nas aplicações em que a resistência final à rutura das fibras é a principal preocupação, recomenda-se o Ribbond Original. A sua espessura de 0,35 mm pode ser aumentada com a adição de compósito preenchido sobre a fibra durante a criação de restaurações adesivas diretas que não requerem preparação dentária. Durante os procedimentos de esplintagem provisória, esta espessura pode ser tolerada com a preparação de um sulco. Contudo, em casos de esplintagem provisória, isto pode causar um problema de oclusão, especialmente quando o Ribbond é utilizado em combinação com resina composta (Ribbond Composite Laminate Endo Post and Cores). As propriedades físicas deste material permitem o fabrico conservador de cavilhas e núcleos de base estéticos. Como resultado, o que se produz é um sistema de núcleo de pilar estético que se adapta à morfologia da raiz individualmente. É de salientar que a maioria das fracturas radiculares ocorre anos após a colocação do pilar. A fissuração mínima ocorre na estrutura do pilar de resina laminada, devido à propriedade inerente de bloqueio de fissuras das interfaces de resina de fibra. A flexibilidade relativa do pilar laminado de compósito de fibra foi relatada para minimizar a propagação de microfissuras na raiz. Foi demonstrado que os pilares alteram substancialmente a tensão da dentina sob compressão em carga vertical. Eskitascioglu et al (2002) avaliaram a relação entre a rigidez dos sistemas de núcleos de pilares e a distribuição de tensões, utilizando o método de análise de tensões por elementos finitos (MEF). Foram registados valores mínimos de tensão no sistema de postes de fibra de polietileno LWUHM, em comparação com o sistema de postes fundidos. O sistema de pilares de fibra de polietileno LWUHM transferiu a tensão para o 1/3 cervical do dente e para a estrutura óssea de suporte, enquanto a acumulação de tensão no sistema de pilares fundidos ocorreu no 1/3 apical da raiz e no interior do pilar.

A fibra tecida de polietileno e a resina composta sem um pilar pré-fabricado resultaram num número significativamente menor de fracturas radiculares verticais quando comparadas com os sistemas convencionais de pilar e núcleo. No entanto, a carga média de fratura coincidiu com os valores no nível mais baixo. As cavilhas reforçadas com fibras reduzem o risco de fratura dentária e apresentam taxas de sobrevivência mais elevadas do que os dentes restaurados com cavilhas de zircónia.

Também foi demonstrado que têm uma fuga coronal reduzida quando comparados com sistemas de pinos de aço inoxidável ou zircónia, nas superfícies palatinas dos dentes incisivos superiores. Consequentemente, o Ribbond-THM foi desenvolvido com uma maior concentração de fibras mais finas (0,18 mm de diâmetro). Foi concebido para ser utilizado em aplicações em que a espessura, a adaptabilidade, a suavidade e um módulo mais elevado são as principais preocupações. As indicações primárias para o Ribbond THM são as mesmas que para o Ribbond Original, ou seja, esplintagem periodontal, tratamento conservador da síndrome do dente fissurado, criação de próteses parciais fixas, estabilização de traumas, retentores linguais fixos ortodônticos ou mantenedores de espaço, bem como pinos e núcleos endodônticos diretamente colados. O Ribbond Triaxial foi desenvolvido posteriormente.

A sua estrutura é um híbrido de fibras unidireccionais e entrançadas formando uma fita triaxial de dupla camada e é constituída por fibras de polietileno clínico tratadas com plasma frio. Este material proporciona uma maior resistência à fratura multidirecional e um maior módulo de elasticidade do que os outros produtos Ribbond. Quando a resistência à fratura é a principal preocupação, o Ribbond-Triaxial é indicado. No entanto, a espessura do material requer a preparação do dente para conservar o contorno do dente. O uso do Ribbond como material pós-core As primeiras técnicas de pinos eram rápidas, baratas e simples. Estes pilares eram normalmente fundidos numa liga preciosa ou pré-fabricados em aço inoxidável, titânio ou liga preciosa. No entanto, não tinham em conta a forma individual do canal radicular e, consequentemente, a sua adaptação não era ideal. Um sistema de núcleo de pino deve incluir componentes de rigidez diferente. Uma vez que o componente mais rígido é capaz de resistir a forças sem distorção, o stress seria transferido para o substrato menos rígido. A diferença entre o módulo de elasticidade da dentina e o do material do pilar pode, portanto, ser uma fonte de tensão para as estruturas radiculares. Nos anos 90, foram introduzidos pinos para canais radiculares em compósito reforçado com fibras, com um módulo de elasticidade próximo do da dentina. Verificou-se que reduziam a incidência de fratura radicular e, no caso de retratamento endodôntico, podiam ser removidos do canal radicular com facilidade e previsibilidade, sem comprometer a retenção do núcleo. Em 1992, foram introduzidos sistemas de pinos de resina suportados por fibra de vidro, constituídos por fibras de vidro unidireccionais numa matriz de resina. Estes materiais foram capazes de distribuir o stress por uma ampla área de superfície, aumentando assim o limiar de carga a partir do qual a cavilha começou a mostrar evidências de microfractura.

O Ribbond é utilizado em combinação com resina composta (Ribbond Composite Laminate Endo Post and Cores). As propriedades físicas deste material permitem o fabrico conservador de cavilhas estéticas e núcleos de base. Como resultado, o que se produz é um sistema de núcleo de pilar estético que se adapta à morfologia da raiz individualmente. É de salientar que a maioria das fracturas radiculares ocorre anos após a colocação do pilar. A fissuração mínima ocorre na estrutura do pilar de resina laminada, devido à propriedade inerente de bloqueio de fissuras das interfaces de resina de fibra. A flexibilidade relativa do pilar laminado de compósito de fibra foi relatada para minimizar a propagação de microfissuras na raiz. Foi demonstrado que os pilares alteram substancialmente a tensão da dentina sob compressão em carga vertical. Eskitascioglu et al (2002) avaliaram a relação entre a rigidez dos sistemas de núcleos de pilares e a distribuição de tensões, utilizando o método de análise de tensões por elementos finitos (MEF). Foram registados valores mínimos de tensão no sistema de postes de fibra de polietileno LWUHM, em comparação com o sistema de postes fundidos. O sistema de pilares de fibra de polietileno LWUHM transferiu a tensão para o 1/3 cervical do dente e para a estrutura óssea de suporte, enquanto a acumulação de tensão no sistema de pilares fundidos ocorreu no 1/3 apical da raiz e no interior do pilar. No entanto, a carga média de fracasso coincidiu com os valores no nível mais baixo. As cavilhas reforçadas com fibras reduzem o risco de fratura dentária e apresentam taxas de sobrevivência mais elevadas do que os dentes restaurados com cavilhas de zircónia. Também foi demonstrado que têm uma fuga coronal reduzida quando comparados com sistemas de pinos de aço inoxidável ou zircónia.

8.4 Técnica de pós-restauração com Ribbond THM

Toda a dentina cariada deve ser removida. Um procedimento periodontal é normalmente indicado quando a margem cervical da restauração está abaixo do tecido gengival. Nestes casos, a colocação de um dique de borracha pode ser difícil e um dique de opala será útil para evitar a contaminação gengival. A extrusão ortodôntica da raiz é uma opção de tratamento alternativa. Após o isolamento do dente (figura 2), a guta-percha deve ser removida do canal radicular com instrumentos rotativos e com instrumentos aquecidos ou solventes até se obter o comprimento pretendido para o pilar. Pelo menos 4 a 5 mm de guta-percha devem ser deixados no local para preservar o selamento apical (figura 3). Anteriormente, o comprimento do pilar era um fator crítico devido à falta de propriedades adesivas dos sistemas de pilares. Os desenvolvimentos na medicina dentária adesiva permitem agora uma preparação mais conservadora do espaço do pilar, uma vez que os cimentos de cimentação adesivos previnem a falha adesiva e os sistemas de pilares adesivos previnem a falha coesiva. Num estudo recente de MEF, foi avaliado o efeito do comprimento do pilar de um sistema pré-fabricado de fibra de vidro na distribuição da tensão sob carga incisal. Os resultados indicaram que o comprimento do pilar não deve ser mais curto do que a coroa clínica, uma vez que isso causaria um aumento da acumulação de tensão na região cervical. Por outro lado, o comprimento do pilar não precisa de se estender para além de 2/3 da raiz porque, à medida que o comprimento do pilar aumenta, a tensão desloca-se para a área apical. A preservação da dentina radicular é também um fator importante. Os dentes restaurados com pilares de maior diâmetro são os que apresentam menor resistência à fratura, com uma diminuição da largura da dentina remanescente.

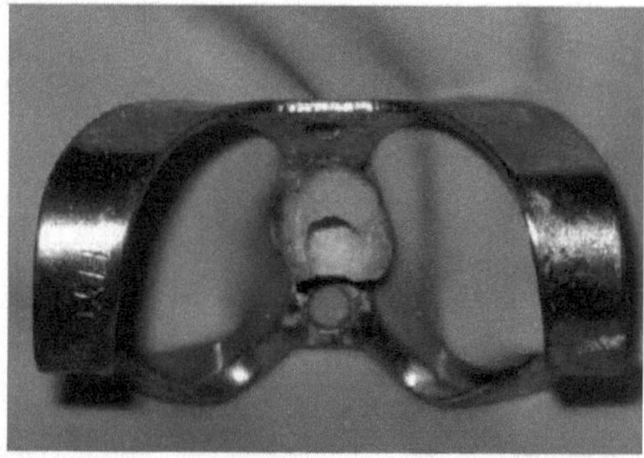

Figura 2. Um incisivo central direito fracturado que requer uma restauração posterior. É aplicado um dique de borracha para o isolamento da preparação do dente.

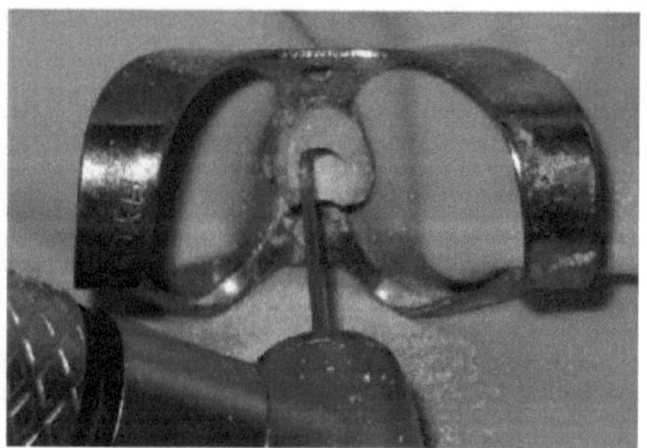

Figura 3. Remoção da guta percha com uma broca Gates Glidden após determinação do comprimento de trabalho do pilar

8.5 Seleção da fibra e determinação do comprimento

A escolha da fibra depende da largura do canal radicular (Ribbond THM, tamanho 2,3 ou 4 mm, Ribbond Inc., Seattle WA). O comprimento do espaço do pilar é medido usando uma sonda periodontal. Esta medida é duplicada, o comprimento estimado do núcleo é adicionado e o comprimento necessário de fibra é decidido. Dois pedaços de fibra devem ser cortados com a tesoura especial que faz parte do conjunto (Ribbond Starter Kit, Ribbond Inc, Seattle WA), depois revestidos com uma resina adesiva de cura dupla e guardados num recipiente protegido da luz.

8.6 Preparação da superfície radicular

A superfície interna do canal radicular é tratada com uma resina adesiva de polimerização dupla (Liner Bond 2V, Kuraray, Japão) para controlar a polimerização nas partes mais profundas do canal radicular (Figura 11). O Liner Bond 2V é um sistema adesivo autocondicionante de cura ligeira quando apenas é utilizado o Bond A. No entanto, torna-se um sistema adesivo de cura dupla quando o Bond A e B são utilizados em conjunto. Um cimento de resina de cura dupla (Panavia F, Kuraray, Japão) é posteriormente injetado no espaço do canal radicular (Figura 5)

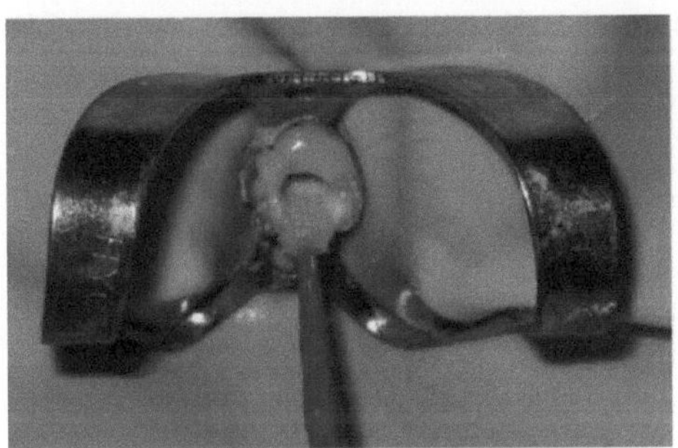

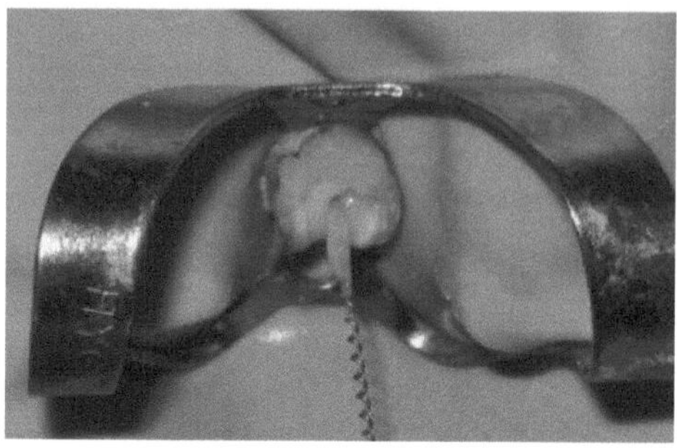

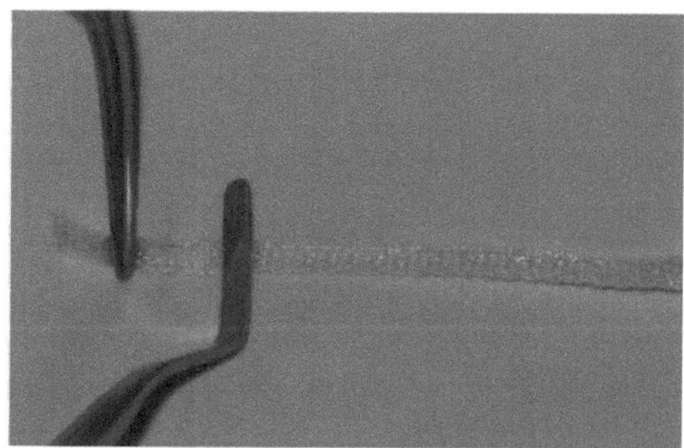

Figura 6. Cortam-se dois pedaços de fibra Ribbond depois de determinado o comprimento desejado e humedece-se com o sistema adesivo de dupla cura. O excesso de adesivo é removido com um instrumento manual movido na direção das fibras

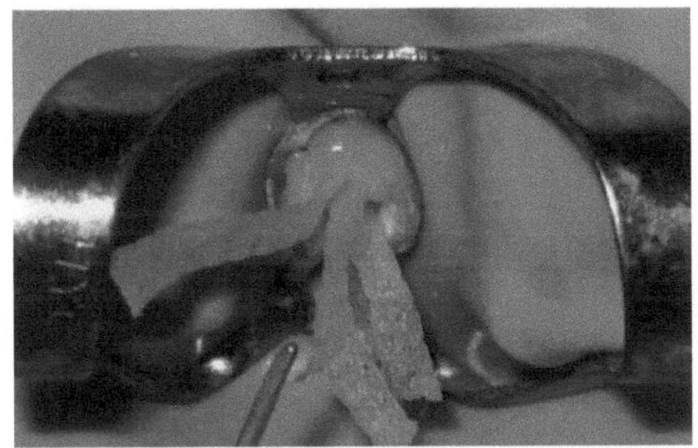

Figura 7. O Ribbond é condensado firmemente no espaço do canal com um obturador endodôntico.

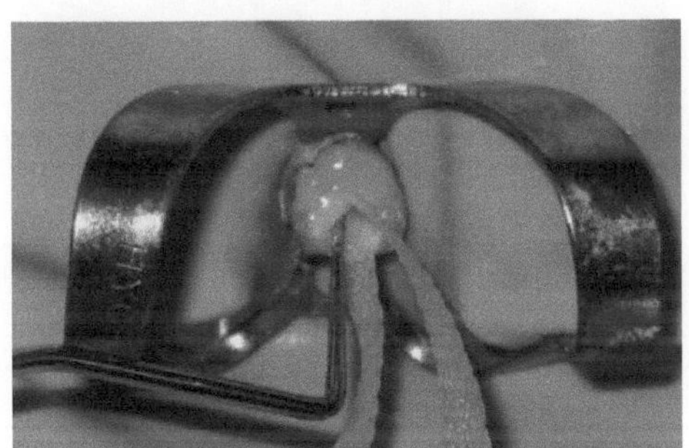

Figura 8. Uma segunda peça de Ribbond é então condensada no espaço do canal perpendicularmente à primeira peça.

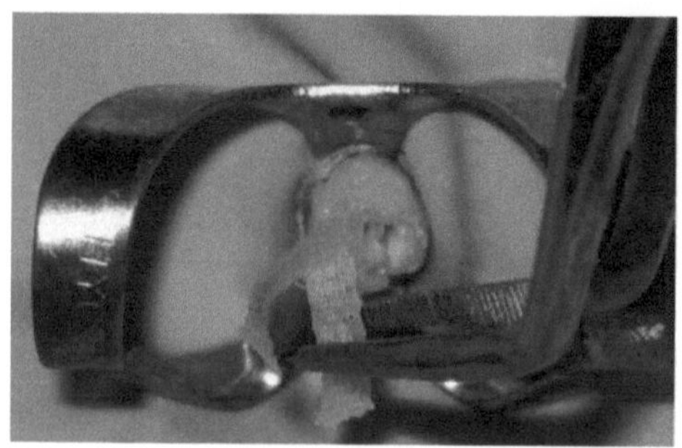

Figura 9. O excesso de resina é removido e as extremidades livres das fibras são torcidas e condensadas nos canais.

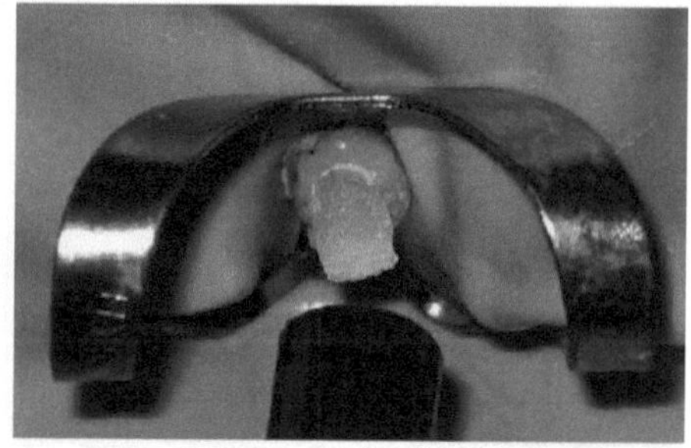

Figura 10. O pilar de resina de fibra é curado durante 20 segundos com uma unidade de cura por luz visível

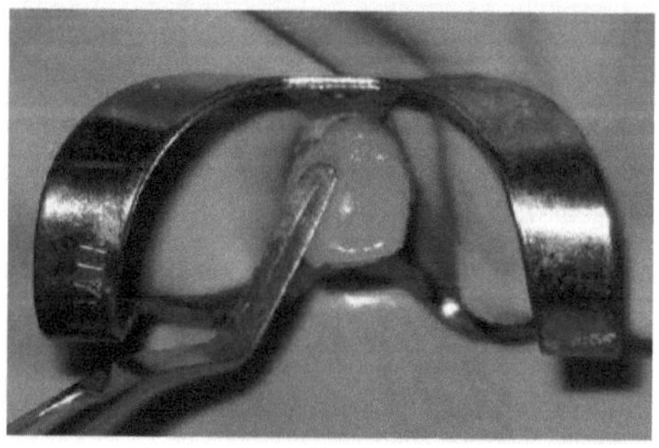

> **Figura 11.** O núcleo é completado com uma resina composta híbrida utilizando uma técnica de pequenos incrementos progressivos fotopolimerizados.

8.7 Preparação do Ribbond revestido a resina e pós-criação

O excesso de adesivo nas peças Ribbond é removido suavemente com um instrumento manual movendo-se na direção das fibras (Figura 6). Uma peça de fibra de reforço revestida com adesivo é então envolvida e condensada firmemente no espaço do canal com um obturador endodôntico (Figura 7). Uma segunda peça é então condensada no espaço do canal em ângulo reto com a primeira peça (Figura 8). O excesso de resina é removido e as extremidades livres das fibras são torcidas e condensadas no canal (Figura 9). Todo o pilar de resina de fibra é então curado durante 20 segundos (Figura 10). O núcleo é completado com uma resina composta híbrida (Figura 11) seguindo a técnica de pequenos incrementos progressivos. Todos estes incrementos são totalmente fotopolimerizados (Figura 10). A impregnação das fibras com resina antes da aplicação é um passo importante para uma restauração bem sucedida com a fibra de polietileno UHMW Ribbond. Cada fibra deve entrar em contacto com a resina. No entanto, o monómero residual pode causar problemas. Estes podem ser evitados através da utilização de fibras pré-impregnadas. É difícil guardar a fibra de polietileno UHMW após a impregnação na situação clínica. Por conseguinte, é aconselhável humedecer a fibra pouco antes da restauração e remover o excesso de resina sobre as superfícies da fibra com um instrumento manual na direção da fibra.

Existem muitos factores que influenciam o sucesso clínico de um sistema de núcleo de pino adesivo. O cimento de cimentação é um desses factores e é particularmente importante quando utilizado em grandes quantidades, especialmente nos casos em que os canais são irregulares e/ou muito largos em comparação com os pilares pré-fabricados. Um agente de cimentação resinoso pode criar tensões de contração de polimerização no espaço da cavilha. Foi demonstrado que os factores C nos espaços dos pinos podem ser tão elevados como 2006. Estas tensões podem também causar um problema de fuga quando utilizado com sistemas de pinos pré-fabricados de fibra ou zircónio. Nestes casos, o sistema de núcleos de pilares Ribbond suportado por resina tem uma vantagem devido ao seu efeito de redução da contração da polimerização. A superfície de ligação é também um fator importante para o sucesso de um sistema pós-núcleo adesivo. Durante o tratamento do canal radicular, são utilizadas muitas soluções de irrigação, desinfectantes ou solventes de guta-percha, que podem alterar a composição química da superfície da dentina. Esta contaminação do conteúdo mineral da dentina pode afetar a sua interação com os materiais utilizados na restauração. Espera-se que sejam desenvolvidas novas técnicas para reverter os efeitos prejudiciais destes solventes na resistência de união resina-dentina.

9. ANDAIME DE POLÍMERO INJECTÁVEL

Não existe um único suporte implantável envolvido na regeneração funcional do complexo pulpo-dentinário. As estratégias baseadas na engenharia de tecidos para a endodontia regenerativa incluem andaimes injectáveis muito promissores. Os biomateriais injectáveis permitem a incorporação e a libertação de agentes terapêuticos, tais como fármacos antimicrobianos e anti-inflamatórios, promovendo assim a desinfeção da cavidade oral, bem como moléculas bioactivas que podem desencadear a diferenciação de células estaminais para ajudar na regeneração do complexo dentina-polpa.

Mais recentemente, os scaffolds injectáveis baseados em electrospun também demonstraram uma excelente estabilidade estrutural ao longo do tempo, com melhores hipóteses de ultrapassar o problema de adaptação associado aos testes iniciais de scaffolds macroporosos. Além disso, fármacos como os antibióticos podem também ser incorporados em polímeros de hidrogel injectáveis, tratando assim infecções da cavidade oral. Para além disso, os factores de crescimento podem ser encapsulados em hidrogéis para a neovascularização e regeneração de tecidos relevantes para o complexo dentina-polpa. Recentemente, foram relatadas várias evidências sobre o potencial impacto clínico de uma estrutura nanofibrosa à base de hidrogel muito promissora denominada Puramatrix™. O Puramatrix™ é um hidrogel bioactivado através de um péptido que, após interação com condições fisiológicas, polimeriza e forma uma estrutura de hidrogel de nanofibras biodegradável. Este mecanismo favorece a aplicação clínica que requer não só uma matriz biocompatível, mas também que possa ser formada rapidamente. Foi demonstrado que o Puramatrix™ suporta a sobrevivência e proliferação de células estaminais da polpa dentária in vitro.

A estrutura de hidrogel peptídico PuraMatrix™ disponível no mercado, uma matriz sintética composta por um polímero repetido de quatro aminoácidos (R-A-D-A) e água, apoiou o desenvolvimento de uma rede capilar quando as HUVEC foram co-cultivadas com DPSCs. Além disso, vários relatórios demonstraram que as HUVECs tinham um efeito indutor na mineralização das DPSCs devido a um contacto direto célula-célula das HUVECs com osteoblastos. Estudos in vivo confirmaram que o transplante de PuraMatrix™ permite a regeneração parcial de tecido semelhante à polpa dentro dos canais radiculares. O hidrogel PuraMatrix™, através de um processo de pré-vascularização, pode melhorar a vascularização dentro de uma construção celular, porque a regeneração de polpas completas é inibida quando apenas a região apical está disponível para ligação vascular. Assim, os sistemas injectáveis como o PuraMatrix™ são particularmente atractivos para a tradução clínica da regeneração da polpa dentária, porque podem ser facilmente realizados com factores de crescimento ou fármacos e células através de uma simples mistura. Além disso, o PuraMatrix™ pode adaptar-se à forma variável da câmara pulpar, após a injeção.

Na conceção do suporte para a engenharia de tecidos da polpa dentária, para ultrapassar as desvantagens associadas à utilização de géis de biopolímeros naturais (colagénio, Matrigel, PuraMatrix e ácido hialurónico), que não ajustam as propriedades mecânicas independentemente da composição e da arquitetura da matriz, foram criados hidrogéis semi-sintéticos. Por exemplo, o suporte à base de PEG-fibrinogénio (PF) é capaz de manter as propriedades mecânicas através da adição de um agente reticulante que controla o grau de reticulação do hidrogel, mantendo uma espinha dorsal de fibrinogénio constante. Estas propriedades mecânicas do PEG-fibrinogénio conferem à estrutura caraterísticas biofuncionais que influenciam a adesão, a proliferação e a diferenciação das células estaminais e progenitoras dentárias.

Coletivamente, os hidrogéis injectáveis de PF são citocompatíveis e determinam um aumento da diferenciação odontogénica, mas um menor grau de proliferação. De salientar que os hidrogéis de PF injectáveis são capazes de aumentar a expressão do gene Col I, um dos mais importantes componentes da matriz extracelular (MEC) da dentina desmineralizada. Estas propriedades do PF sugerem que os hidrogéis como suportes podem apoiar a formação de um novo complexo de dentina tubular e tecido pulpar para a regeneração da polpa dentária. A injeção subperiosteal por tunelização é um método que permite a regeneração óssea de uma forma minimamente invasiva. No entanto, devido à fraca plasticidade da maioria dos materiais substitutos ósseos injectáveis utilizados para este protocolo, a técnica não tem sido amplamente utilizada. Para ultrapassar este problema, num estudo recente, os autores desenvolveram um hidrogel de alginato termossensível injetável, sol-gel reversível. O material fluido obtido através da transformação sol-gel foi injetado in vivo através de I. Fasolino et al. uma agulha de seringa no tecido e à temperatura corporal, in situ o biomaterial transformou-se numa forma de gel e ficou estável na superfície óssea.

O hidrogel à base de alginato apresentou um tempo de degradação de 28 dias correspondente à osteogénese e retém a RhBMP-2 através de uma interação eletrostática, proporcionando assim uma libertação sustentada de rhBMP-2. A BMP-2 na presença deste hidrogel à base de alginato armazenou a sua bioatividade, aumentou a atividade ALP das hBMSCs até ao 15º dia e promoveu os processos de mineralização. Também foram induzidos marcadores de osteoblastos maduros, como a osteopontina e a osteocalcina, na presença de hidrogel de alginato e BMP-2. Em estudos recentes, foi relatado que também os suportes feitos de quitosano formam um complexo dentina-polpa in vivo na presença de células estaminais e hidroxiapatite (HA). Num estudo específico, foram fabricadas estruturas porosas de quitosano/colagénio utilizando um processo de liofilização e, em seguida, foram carregadas com o vetor plasmídeo que codifica o gene da proteína morfogenética óssea humana-7 (BMP-7). Estas estruturas in vitro e in vivo melhoraram a resposta das células estaminais dentárias em termos de regeneração dos tecidos orais. Em particular, os suportes à base de quitosano/colagénio melhoraram a diferenciação das DPSCs para um fenótipo semelhante ao dos odontoblastos in vitro e in vivo. Além disso, o quitosano/colagénio carregado com o vetor plasmídeo que codifica o gene da proteína morfogenética óssea humana-7 (BMP-7) mostrou boas propriedades como substrato para a entrega de genes.

Desde 1982 que os cimentos de fosfato de cálcio (CSCs) têm sido extensivamente investigados como biomateriais de substituição óssea injectáveis devido às suas propriedades de sucesso. De facto, os CSCs possuem uma composição química semelhante ao componente mineral do osso, uma biocompatibilidade comprovada, capacidades osteocondutoras e tempos de presa rápidos (<5min).

Além disso, as CPC apresentaram uma solubilidade mais elevada do que a apatite e reabsorvem mais rapidamente. Assim, as CPCs têm atraído uma atenção considerável nos últimos anos para aplicações ortopédicas e crânio-maxilo-faciais. Neste contexto, alguns autores propuseram a regeneração do periodonto utilizando o derivado da matriz de esmalte (EMD) em combinação com cimentos ósseos injectáveis. Ao combinar EMD e CaP é possível obter um efeito sinérgico, estimulando tanto a cicatrização do tecido periodontal mole como a regeneração óssea. Este modelo é económico e especialmente fácil de aplicar em pacientes. De forma a obter uma rápida reabsorção dos enxertos, o cimento CaP foi afinado com um PLGA de baixo peso molecular. Neste dispositivo, o CaP parecia atuar como uma "membrana" no fornecimento de estabilização da ferida. Para além de estabilizador de feridas, o CaP é o principal fator determinante da formação de cemento e da regeneração óssea devido às suas propriedades osteocondutoras. Uma vez que a utilização de um cimento de fosfato de cálcio injetável acelera a formação óssea, a combinação com EMD é uma estratégia curativa promissora para a regeneração do tecido ósseo no periodonto.

Outro estudo experimental em cães demonstrou, pela primeira vez, que a utilização de um substituto ósseo injetável, composto por uma cerâmica de fosfato de cálcio e um suporte apolimérico, favorece a regeneração óssea em torno de implantes dentários imediatamente colocados em alvéolos de extracções recentes. Depois das cerâmicas à base de fosfato de cálcio, como a hidroxiapatite (HA), o fosfato beta-tricálcico (β-TCP) e a associação HA/β-TCP, que substituíram os auto-enxertos ósseos graças à sua composição química estreitamente relacionada com a do mineral ósseo, foi desenvolvido um substituto ósseo injetável (IBS) pronto a usar, baseado numa associação de grânulos de BCP com um hidrogel celulósico.

Este SCI foi classificado entre os biomateriais inovadores com propriedades osteocondutoras na regeneração óssea dos dentes. A eficácia do SCI é comparável à dos implantes convencionais colocados após um período de cicatrização de 3 meses, encorajando assim a sua utilização em clínicas. Para além disso, o SCI confirmou o seu potencial osteocondutor porque o osso recém-formado contém os mesmos valores de Ca e P que o osso basal. Assim, o SCI pode satisfazer os requisitos de implantação imediata. Assim, as vantagens de um substituto ósseo injetável (SII) parecem ser claras, uma vez que estes biomateriais compósitos são capazes de promover a regeneração óssea imediatamente após a extração dentária.

Por este motivo, os biomateriais compósitos injectáveis estão a tornar-se de importância primordial para aplicações clínicas como o preenchimento de alvéolos e a reconstrução pré-implantar. Foram também abordados novos scaffolds macroporosos carregados de agregados celulares que combinam as propriedades osteoindutoras do dióxido de titânio (TiO2) com nanocompósitos de hidroxiapatite-gelatina (HA-GEL) para a regeneração de defeitos craniofaciais. Um estudo in vivo demonstrou a aplicabilidade destas estruturas macroporosas de HA-GEL enriquecidas com TiO2, uma vez que foram capazes de promover a osteointegração e a produção de tecido ósseo recém-formado num modelo de defeito craniofacial.

9.1 Suportes poliméricos injectáveis para reconstituição da dentina

O desafio mais difícil na regeneração dentária é a reconstituição do tecido dentinário. Os problemas de dentina afectam toda a população adulta e cerca de 60-70% da população pediátrica devido à prevalência de cáries dentárias. No dente, o papel da dentina é crucial porque a dentina fornece um forte suporte mecânico e proteção ao delicado tecido da polpa dentária. Quando a dentina é danificada, perde a sua integridade estrutural, a polpa fica exposta e pode ser afetada por periodontite e outras infecções. Os tratamentos dentários actuais para curar as perturbações da dentina incluem o capeamento da polpa e a terapia do canal radicular.

No entanto, estes tratamentos causam vários efeitos secundários, como a descoloração dos dentes, o aumento da fragilidade e a perda de dentes. Por conseguinte, são altamente necessárias novas terapias alternativas de reparação da dentina. A dentina é difícil de regenerar porque a matriz dentinária só é segregada pelos odontoblastos, um tipo de célula terminal diferenciada. Esta população de células está presente num número limitado e é difícil de isolar. A engenharia de tecidos sugere para a regeneração da dentina a utilização de células estaminais que podem diferenciar-se sob estímulos odontogénicos. Para este efeito, foram explorados suportes porosos como um microambiente odontogénico biomimético para orientar a diferenciação de células estaminais em linhas celulares com fenótipo odontoblástico.

As novas abordagens para substituir a dentina danificada incluem células estaminais da polpa dentária (DPSCs), células estaminais da parte apical da papila (SCAPs) e células estaminais de dentes decíduos esfoliados humanos (SHED) na presença de um microambiente favorável, que consiste num suporte benéfico para a fixação, proliferação e diferenciação das células. Para facilitar a resposta biológica em termos de sementeira, adesão e diferenciação das células, os suportes têm de possuir caraterísticas específicas, tais como uma elevada porosidade e uma elevada interligação dos poros, de modo a que o suporte possa imitar melhor a MEC. Os biomateriais naturais, como a gelatina, o colagénio, o quitosano e o ácido hialurónico, têm sido investigados para a regeneração dos tecidos orais, mas apresentam desvantagens devido às suas propriedades físicas, como um comportamento mecânico deficiente e uma cinética de degradação não controlada.

Para ultrapassar os inconvenientes dos biomateriais naturais, os polímeros sintéticos com taxas de degradação adaptadas e elevada capacidade de processamento são cada vez mais introduzidos na engenharia de tecidos. Assim, foram criados suportes tridimensionais (3D) macroporosos e nanofibrosos de PLLA com uma elevada porosidade e poros bem interligados para melhorar a diferenciação odontogénica das hDPSCs. As formulações injetáveis são preferíveis para os defeitos da dentina devido ao pequeno tamanho do defeito e à forma irregular do mesmo. Para este fim, foi abordada a tradução clínica de células estaminais na presença de estruturas injectáveis para a regeneração da polpa dentária.

Os autores demonstraram que as células estaminais de dentes decíduos esfoliados (SHED) misturadas com Puramatrix™ (hidrogel peptídico) após 7 dias, ou quando misturadas com colagénio humano recombinante (rhCollagen) tipo I após 14 dias e injectadas nos canais radiculares de pré-molares humanos podem gerar uma polpa dentária funcional. Após a implantação subcutânea em ratinhos imunodeficientes, o hidrogel peptídico auto-montante (Puramatrix™) e o rhCollagen tipo I induziram a formação de tecidos semelhantes à polpa que consistem em odontoblastos capazes de gerar nova dentina tubular ao longo dos canais radiculares. Surpreendentemente, o tecido recém-formado mostrou celularidade e vascularização semelhantes às polpas dentárias humanas de controlo. Além disso, a polpa recém-formada foi capaz de gerar nova dentina.

O hidrogel peptídico auto-montável (Puramatrix™) e o scaffold de rhCollagen tipo I sem estrutura dentária circundante não foram capazes de promover a diferenciação odontoblástica porque são necessárias moléculas de sinalização derivadas da dentina. Curiosamente, os andaimes aumentaram a expressão da sialofosfoproteína da dentina (DSPP), que é o primeiro marcador da diferenciação odontoblástica. A sobreexpressão de DSPP previu processos de mineralização. Além disso, as propriedades físicas do scaffold contribuíram diretamente para a regeneração do tecido pulpar dentário. A estimulação da dentina desempenha um papel fundamental na regeneração da polpa dentária porque a dentina contém factores pró-angiogénicos funcionais e factores quimiotácticos que induzem a formação de vasos sanguíneos.

Para a engenharia de tecidos dentários, um suporte injetável é mais eficaz do que um suporte 3D implantável, uma vez que os defeitos dentários são frequentemente pequenos e têm formas irregulares. As microesferas porosas são propostas como transportadores de células injetáveis para a reparação de tecidos. De facto, num estudo, foram testadas novas microesferas injetáveis (NF-SMS) feitas de copolímeros biodegradáveis e biocompatíveis de poli (ácido l-láctico)-bloco-poli (l-lisina) como transportador de células para regenerar a dentina. A caraterística nanofibrosa biomimética e a estrutura porosa do NF-SMS melhoraram significativamente a resposta biológica das hDPSC em termos de fixação celular, proliferação e diferenciação odontogénica.

O diâmetro dos poros do NF-SMS é de cerca de 10-20 μm, de modo a facilitar a infiltração de células no espaço interno. A elevada interligação dos poros aumentou a interação célula-célula, promovendo assim a ativação de várias vias de diferenciação. Consequentemente, foram observadas interações célula-célula, expressão de DSPP e maturação de odontoblastos. Notavelmente, o NF-SMS aumentou não só a expressão de DSPP, mas também os níveis de outros marcadores osteogénicos importantes, como a ALP, um marcador precoce da diferenciação osteogénica, que regula o metabolismo do fosfato orgânico e inorgânico. A expressão de OCN, um importante marcador tardio de mineralização durante a diferenciação odontogénica, foi induzida por NF-SMS. Vários estudos de investigação relataram o efeito de vários suportes, tais como gelatina, esponja de colagénio, cerâmica porosa ou malhas fibrosas de titânio, em hDPSCs, a fim de formar um tecido conjuntivo do que um tecido semelhante à dentina, mas na presença de NF-SMS foi obtido o maior volume de tecido recém-formado. Em conclusão, a NF-SMS injetável parece criar um microambiente útil para a proliferação de hDPSCs, diferenciação odontogénica e regeneração do tecido dentinário. Assim, a NF-SMS mostrou caraterísticas úteis para aplicações clínicas como um transportador de células injectáveis com elevado potencial para a reparação da dentina.

A abordagem sol-gel para preparar biomateriais injectáveis de fosfato de cálcio O método sol-gel atraiu recentemente muita atenção porque é capaz de melhorar a homogeneidade química do AH resultante em comparação com os métodos convencionais, tais como reacções de estado sólido, precipitação húmida e síntese hidrotérmica. De facto, a abordagem sol-gel melhora as condições para a síntese de HA, proporcionando assim uma integridade estrutural muito melhor em comparação com os defeitos relacionados com o método de pulverização por plasma. Além disso, a temperatura mais baixa, utilizada durante o processo, permite a inclusão de fármacos termolábeis e moléculas bioactivas (ou seja, factores de crescimento, péptidos, dendrímeros, antibióticos) nos materiais com formas variadas. Além disso, os materiais híbridos orgânicos-inorgânicos podem ser formados através do método sol-gel, utilizando três abordagens diferentes. A primeira baseia-se na dissolução de moléculas orgânicas num sol-gel líquido. A segunda consiste na impregnação de um gel poroso na solução orgânica. Na terceira abordagem, o precursor inorgânico ou já tem um grupo orgânico ou ocorrem reacções numa solução líquida para formar ligações químicas no gel híbrido. O processo sol-gel consiste em quatro etapas:

(1) a evolução das redes inorgânicas,

(2) formação de uma suspensão coloidal (sol),

(3) A gelificação do sol para formar uma rede numa fase líquida contínua (gel) e

(4) a etapa de "envelhecimento" (o material derivado do sol-gel expulsa a fase líquida).

Pela técnica sol-gel, podem formar-se materiais de porosidade variada e o tamanho dos poros depende de factores como o tempo e a temperatura da hidrólise e o tipo de catalisador utilizado. O método sol-gel é útil para a síntese de materiais injectáveis à base de hidroxiapatite (HA) devido à possibilidade de obter nanopartículas capazes de melhorar rapidamente a estabilidade na interface osso artificial/natural. A hidroxiapatite é, desde há muito, um dos biomateriais mais estudados para aplicações médicas, devido à sua elevada biocompatibilidade e ao facto de ser o principal constituinte da parte mineral do osso e dos dentes.

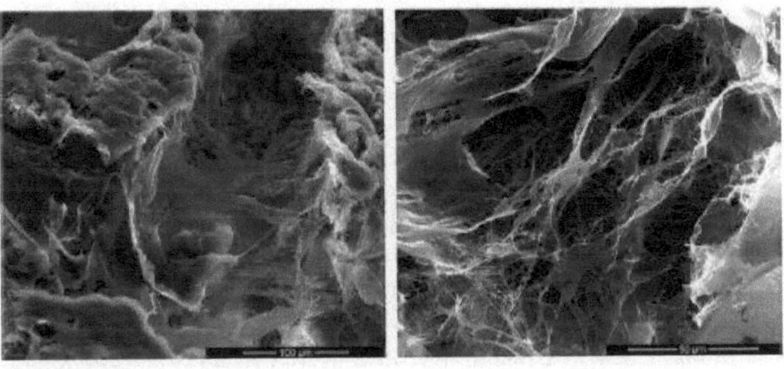

Figura 1. Interações célula-material - hmscs após 21 dias em biomateriais de suporte para regeneração dentária

Para ultrapassar as limitações relacionadas com a preparação de HA através do processo sol-gel, tais como a possível hidrólise dos fosfatos, o elevado custo das matérias-primas, um controlo rigoroso do pH, a agitação vigorosa e um longo período de tempo, é possível utilizar uma abordagem sol-gel não baseada em alcóxidos, em que os precursores de cálcio e fosfato são o nitrato de cálcio tetra-hidratado e o pentóxido de fósforo, respetivamente. Os materiais compósitos orgânicos-inorgânicos, como o PCL/HA, podem ser sintetizados pelo método sol-gel. O processo sol-gel permite a mistura, a nível molecular, dos precursores de cálcio e fósforo com as cadeias poliméricas, de modo a obter compósitos com uma dispersão melhorada e com uma boa interação entre a fase inorgânica e a matriz polimérica. Foi observada uma distribuição homogénea de partículas de hidroxiapatite em nanoescala na matriz polimérica utilizando a técnica sol-gel. Esta distribuição homogénea de partículas de hidroxiapatite em nanoescala aumentou a bioatividade e a capacidade de reparação óssea dos compósitos. De facto, estes materiais foram capazes de aumentar a adesão e proliferação de osteoblastos e de inibir as funções dos osteoclastos.

Além disso, os metais revestidos com partículas de hidroxiapatite em nanoescala induziram a formação de novo osso em comparação com a apatite convencional. Foram desenvolvidos materiais compósitos injectáveis inovadores baseados em hidroxiapatite contendo Distribuição de hidroxiapatite na matriz polimérica utilizando a técnica sol-gel - materiais híbridos 3 MSCs e Innovative Injectable Biomaterials in Dentistry estrôncio (Sr-HA) e nanotubos de carbono (CNTs) como componente de reforço para o tratamento da remodelação de osso comprometido. Para além dos processos convencionais de produção de materiais compósitos HA-CNT, técnicas inovadoras como o sol-gel têm sido abordadas para obter um aumento da densidade mineral óssea e uma diminuição da reabsorção óssea pela ingestão de estrôncio. É sabido que o estrôncio (Sr) desempenha um papel fundamental tanto na estimulação da formação óssea como na redução da reabsorção óssea. Além disso, o Sr é capaz de aumentar a bioatividade e a biocompatibilidade dos biomateriais. Os processos convencionais de produção de materiais compósitos HA-CNT baseiam-se em métodos de mistura físico-química, incluindo a moagem de bolas e a mistura em solvente.

Inicialmente, o método sol-gel foi utilizado na preparação de silicatos a partir de tetraetilortosilicato (TEOS, $Si(OC_2H_5)_4$), que é misturado com água e um solvente mútuo, para formar uma solução homogénea. Recentemente, surgiram novos reagentes, pelo que podem ser sintetizados novos óxidos inorgânicos e materiais híbridos orgânico-inorgânicos utilizando esta metodologia. Além disso, a tecnologia sol-gel oferece a oportunidade de trabalhar a uma temperatura mais baixa durante a síntese, evitando assim a degradação mecânica de substratos e/ou de fármacos e factores de crescimento termoestáveis. Por conseguinte, a literatura refere que o processo sol-gel conduz a um revestimento de HA de elevada qualidade após tratamento térmico a temperaturas mais baixas. A síntese de HA requer um rácio molar correto de 1,67 entre Ca e P no produto final. Foram utilizadas várias combinações entre precursores de cálcio e fósforo para a síntese de HA sol-gel. No entanto, os materiais de fosfato de cálcio (CaP) apresentam uma resistência à compressão limitada e as suas utilizações estão limitadas a aplicações que não suportam esforço, exatamente como a cirurgia maxilofacial, ou a reparação de defeitos craniofaciais e obturações dentárias. Nesta base, estudos de investigação recentes têm como objetivo investigar a síntese de um material compósito injetável baseado em hidroxiapatite contendo estrôncio (Sr-HA) e CNTs como componente de reforço. Os CNT como componente de reforço não apresentaram toxicidade aguda e tiveram um bom efeito na fixação e disseminação de células osteoblásticas. Nayak et al. mostraram também que a rugosidade da superfície das películas finas de CNT pode ter efeitos na adsorção de proteínas na superfície do material, melhorando assim a resposta biológica em termos de proliferação e diferenciação de hMSCs em linhagem óssea. Além disso, um estudo recente referiu que os MWCNT (nanotubos de carbono de paredes múltiplas) têm efeitos benéficos na inibição da reabsorção óssea osteoclástica in vivo e através da supressão de factores de transcrição essenciais envolvidos na osteoclastogénese in vitro. Os géis injectáveis de CaP modificados com estrôncio e reforçados com material CNT são capazes de induzir a expressão de marcadores osteogénicos, como a atividade da fosfatase (ALP), que é um dos marcadores mais utilizados para a diferenciação osteogénica e é considerado um pré-requisito necessário para o início da mineralização. Além disso, a expressão de algumas moléculas relacionadas com o osso, como a OPN e a OCN, foi promovida na presença dos géis de CaP modificados com estrôncio injectáveis reforçados com CNTs, confirmando assim a capacidade destes biomateriais para apoiar a diferenciação das MSC em direção ao fenótipo osteoblástico. Estes resultados sugerem potenciais aplicações na endodontia regenerativa de hidrogéis injectáveis que podem ser dispersos dentro de um espaço fechado e pequeno, como o sistema de canais radiculares. Os biomateriais injectáveis podem também estar envolvidos em processos angiogénicos, uma vez que promovem a interação célula-célula e célula-matriz extracelular. Esta função desempenha um papel fundamental na regeneração da polpa, uma vez que estes suportes injectáveis podem criar uma interação entre DPSCs (células estaminais da polpa dentária) e HUVECs (células endoteliais da veia umbilical humana), remodelando assim estruturas semelhantes a capilares. No entanto, é difícil fabricar uma rede vascular estável in vitro porque as CE (células endoteliais) necessitam de elementos ambientais específicos, tais como uma gama de pH específica, moléculas de sinalização e factores de crescimento, para a sua sobrevivência, proliferação, migração e morfogénese vascular.

10. INFILTRAÇÃO DE RESINA

10.1 Introdução

A técnica de infiltração de resina é uma nova tecnologia que preenche a lacuna entre a prevenção e a restauração de lesões cariosas até ao primeiro terço da dentina (D-1) e pode camuflar lesões brancas esteticamente desfigurantes na superfície vestibular. É comercializado com o nome Icon® (DMG America Company, Englewood, NJ) e é descrito como uma tecnologia micro-invasiva que preenche, reforça e estabiliza o esmalte desmineralizado sem sacrificar a estrutura saudável do dente. O princípio da infiltração de resina consiste em perfundir o esmalte poroso com resina por ação capilar, travando assim a progressão da lesão através da oclusão das microporosidades que fornecem vias de difusão para os ácidos e materiais dissolvidos. Esta técnica tem como objetivo criar uma barreira de difusão no interior da lesão e não na superfície da lesão. Robinson et al. relataram que cerca de $60 \pm 10\%$ do volume dos poros da lesão foi ocupado pela resina.

De acordo com Kielbassa et al., a resina infiltra-se nas lesões subsuperficiais e produz partes da lesão infiltradas de resina e a profundidade da infiltração de resina foi superior a 100 µm. Um efeito secundário positivo da infiltração de resina é o facto de as lesões de esmalte perderem o seu aspeto esbranquiçado quando as suas microporosidades são preenchidas com a resina e se assemelharem a esmalte sólido. O princípio de mascarar as lesões de esmalte através da infiltração de resina baseia-se em alterações na dispersão da luz dentro das lesões. O esmalte saudável tem um índice de refração (RI) de 1,62.

As microporosidades das lesões de cárie em esmalte são preenchidas por um meio aquoso (IR 1,33) ou ar (IR 1,0). A diferença nos índices de refração entre os cristais de esmalte e o meio dentro das porosidades causa a dispersão da luz que resulta numa aparência opaca e esbranquiçada destas lesões, especialmente quando estão dessecadas. As microporosidades das lesões infiltradas são preenchidas com resina (IR 1,46) que, ao contrário do meio aquoso, não pode evaporar. Por conseguinte, a diferença nos índices de refração entre as porosidades e o esmalte é insignificante e as lesões parecem semelhantes ao esmalte saudável circundante. Como resultado, este tratamento pode ser utilizado não só para parar as lesões de esmalte, mas também para melhorar a aparência estética das manchas brancas bucais.

10.2 Técnica de infiltração de resina

É comercializado em duas formas diferentes: kits para a superfície proximal e kits para a superfície vestibular. A utilização de ambos é semelhante, exceto no que diz respeito à necessidade de separação no caso do tratamento da lesão proximal. Uma vez que a camada superficial das lesões de cárie em esmalte tem um volume de poros inferior ao do corpo da lesão subjacente, forma uma barreira que pode dificultar a infiltração da resina no corpo da lesão. Por conseguinte, é necessária uma fase de preparação em que a superfície dos dentes é limpa e preparada com ácido clorídrico a 15% (icon etch) durante 2 minutos, agitando o gel de vez em quando durante a aplicação com um microbrush. Foi demonstrado que o gel de ácido clorídrico a 15% é superior ao gel de ácido fosfórico a 37% na remoção da camada superficial mineralizada das lesões de esmalte natural quando aplicado durante 120 segundos. O HCL a 15% produz uma profundidade de penetração de 58 μm, que é mais do dobro da do ácido fosfórico (25 μm), permitindo a penetração na parte mais profunda da lesão, eliminando assim as áreas descalcificadas, prevenindo novos ataques. A técnica de colagem húmida com etanol é utilizada para dessecar a superfície através da aplicação de etanol a 99% (Icon Dry) durante 30 segundos, seguida de secagem ao ar. Baseia-se no pressuposto de que o etanol irá facilitar a infiltração de monómeros hidrofóbicos no esmalte ou dentina húmidos desmineralizados e melhorar a eficácia da penetração do infiltrado hidrofóbico (TEGDMA) para obter uma camada infiltrada de resina bem definida. Esta técnica envolve a substituição lenta da água na matriz de colagénio desmineralizada por concentrações crescentes de etanol, permitindo que este último penetre na matriz de colagénio sem causar retração adicional dos espaços interfibrilares, impedindo assim a separação de fases dos monómeros hidrofóbicos da resina. A resina Icon, composta por dimetacrilato de tetraetilenoglicol, é aplicada na superfície da lesão com um microbrush e deixada penetrar durante três minutos. O excesso é removido com um rolo de algodão e fotopolimerizado. Repete-se a aplicação durante mais um minuto e, em seguida, a resina é novamente fotopolimerizada. A resina é aplicada duas vezes devido ao encolhimento do material após a primeira aplicação, resultando na geração de espaço que pode ser ocluído por uma segunda aplicação. O excesso de resina é então removido e a superfície é polida. O profissional deve selecionar os casos cuidadosamente. A técnica de infiltração de resina pode tratar uma marca branca mais pequena muito mais facilmente do que uma mancha maior. As manchas de tamanho médio a grande podem exigir dois tratamentos. Se a lesão for muito profunda, então é aconselhável jato de areia na área branca antes de aplicar o ácido clorídrico como um condicionador no dente. O jato de areia ajuda a abrir os túbulos do esmalte para que se consiga uma melhor penetração do ácido clorídrico. Os dentes com descoloração castanha podem não ser bons candidatos à infiltração de resina, uma vez que esta última não irá mascarar a cor castanha e, de facto, pode saturar a cor e piorar o aspeto clínico. A microabrasão ou as restaurações de resina convencionais podem ser melhores opções para o tratamento de dentes com descoloração castanha.

10.3 Infiltração de resina em dentes decíduos

O tratamento de lesões de cárie não cavitadas utilizando a técnica de infiltração de resina em dentes decíduos difere do tratamento em dentes permanentes. Em primeiro lugar, o esmalte primário é menos mineralizado, mais poroso e aprismático quando comparado com o esmalte permanente. Como resultado, o coeficiente de difusão parece ser maior no esmalte primário. Em segundo lugar, a camada superficial proximal é menos mineralizada e mais fina nos molares decíduos em comparação com os permanentes e, assim, a taxa de progressão da cárie proximal nos molares decíduos é significativamente maior do que nos permanentes. Num estudo in vitro realizado por Paris S et al., os dentes decíduos apresentaram uma melhor penetração do infiltrante do que os dentes permanentes, após 1 minuto de aplicação da resina. Por outro lado, são necessários 3-5 minutos para infiltrar quase completamente uma lesão natural em dentes permanentes com uma lesão alargada à metade interna do esmalte, enquanto que a aplicação de um minuto resultou apenas numa infiltração superficial. Após 5 minutos de aplicação de resina, Liu et al. não encontraram diferenças significativas na penetração global entre lesões de molares primários e permanentes, mas as capacidades de penetração dos molares primários foram ligeiramente superiores às dos dentes permanentes em lesões confinadas à metade exterior do esmalte. Ekstrand et al. realizaram um estudo de boca dividida durante um ano para avaliar a eficácia de lesões infiltradas com resina cobertas por verniz fluoretado versus tratamento com verniz fluoretado apenas nas lesões proximais de molares decíduos. A progressão da lesão foi avaliada clínica e radiograficamente. As cáries proximais em molares primários tratados com infiltração de resina e verniz fluoretado progrediram significativamente menos (23%) do que as tratadas apenas com verniz fluoretado (61%) após um ano.

10.5 Vantagens da infiltração de resina

A infiltração de resina tornou possível uma forma inovadora de tratar lesões cariosas iniciais que se enquadra perfeitamente no conceito de medicina dentária de intervenção mínima. A infiltração de lesões cariosas representa uma nova abordagem para o tratamento de lesões não cavitadas das superfícies proximais e lisas de dentes decíduos e permanentes até ao primeiro terço da dentina (nível D-1). A partir da revisão anterior, parece claro que a técnica de infiltração de resina tem várias vantagens, como segue:

- Tratamento não invasivo, preservando a estrutura dentária;

- Realizado numa única visita;

- Estabilização mecânica do esmalte desmineralizado;

- Penetração mais profunda nas zonas porosas desmineralizadas;

- Paragem/retardamento da progressão da lesão;

- Minimização do risco de cáries secundárias;

- Sem risco de sensibilidade pós-operatória e inflamação pulpar;

- Redução do risco de gengivite e periodontite;

- melhorou o resultado estético quando utilizado como resina de "mascaramento" em superfícies labiais desmineralizadas (lesões de manchas brancas, ou seja, em pacientes ortodônticos);

- Elevada aceitação por parte dos doentes

Embora esta terapia possa ser corretamente classificada como dentisteria de intervenção mínima, a experiência clínica é limitada e são necessários mais ensaios clínicos controlados para avaliar os seus resultados a longo prazo.46 Resultado estético da terapia de infiltração de resina A cosmética e a estética são tendências actuais da indústria dentária. Dado que cada vez mais pacientes procuram um melhoramento cosmético minimamente invasivo sem anestesia e sem perfuração, a técnica de infiltração de resina pode ser considerada como um tratamento microinvasivo de lesões de manchas brancas de superfície lisa e também como um tratamento que permite a recuperação da aparência natural do dente. A porosidade criada pela desmineralização inicial de um processo de cárie altera o índice de refração do esmalte, resultando numa coloração branca na lesão incipiente. A técnica de infiltração de resina tem um efeito positivo adicional na estética, em que a penetração e polimerização da resina de baixa viscosidade no interior do corpo da lesão permite uma alteração do aspeto esbranquiçado da lesão para o aspeto natural do esmalte. Knosel et al., num ensaio clínico com pacientes com lesões de manchas brancas tratadas após a remoção de aparelhos ortodônticos, relataram que não houve diferenças estatisticamente significativas na cor da resina infiltrada durante um acompanhamento de 6 meses, confirmando o efeito estético deste tratamento. No entanto, Kim S et al., no seu estudo clínico sobre a avaliação da eficácia do mascaramento de lesões de mancha branca do esmalte através da infiltração de resina, verificou que, entre os 20 dentes com o defeito de desenvolvimento do esmalte, 5 dentes (25%) foram classificados como completamente mascarados, enquanto 7 (35%) e 8 dentes (40%) foram parcialmente mascarados e inalterados, respetivamente. Entre os 18 dentes com descalcificação, 11 dentes (61%) estavam completamente mascarados, 6 dentes (33%) estavam parcialmente mascarados e 1 dente (6%) estava inalterado. Em alguns dentes, o resultado foi melhorado após 1 semana do que imediatamente após a infiltração. Uma vez que apenas alguns artigos mencionam mais do que o resultado estético imediato, há uma necessidade evidente de mais estudos clínicos que demonstrem os resultados estéticos a longo prazo da terapia de infiltração de resina.

10.6 Limitações da infiltração de resina

Embora a técnica de infiltração de resina tenha aberto um novo leque de opções para o tratamento minimamente invasivo das manchas brancas, é necessário mencionar algumas razões que podem afetar o sucesso do tratamento.

- Isolamento ineficaz;

- Polimerização incompleta da resina;

 - Profundidade da lesão.

O ICON funciona segundo o princípio da infiltração e requer um campo muito seco. Para além de manter o ambiente livre de humidade, devem ser tomadas medidas adicionais para secar a lesão. Isto é conseguido através do tratamento da área da lesão com álcool, que evapora a água dentro das porosidades, o que pode inibir o processo de infiltração. Quanto maior for a profundidade da lesão cariosa, menor será a probabilidade de se conseguir uma infiltração completa. Lesões extensas estão também associadas a uma maior retração de polimerização e consequente aparecimento de porosidades e fissuras. A infiltração de lesões cavitadas não produz resultados satisfatórios, tendo em conta a fraca ação capilar da resina nestas lesões.

11. COROAS DE ZIRCÓNIO

Existem muitas opções estéticas que têm estado disponíveis ao longo dos anos, cada uma com as suas próprias vantagens, limitações e questões técnicas associadas.

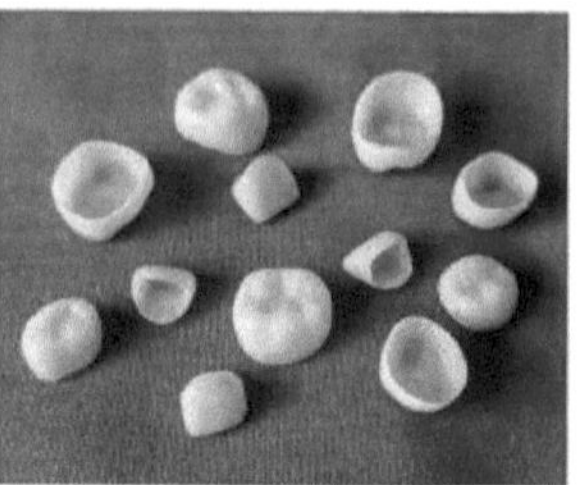

Figura 1. Coroas de zircónio

A coroa de zircónia pré-fabricada é uma coroa de cerâmica eventualmente forte e proporciona uma cobertura total mais estética e biocompatível para incisivos e molares primários. As coroas de zircónia pediátricas foram introduzidas pela EZ-pedo e tornaram-se comercialmente populares em 2008. Mais tarde, as coroas de zircónio pré-formadas foram introduzidas por empresas como a Nusmile, Kinder krowns, Cheng crowns, Signature crowns e muitas outras. Têm um contorno anatómico, não contêm metal, são completamente bio-inertes e resistentes à cárie. O óxido de zircónio mais comum é o dióxido de zircónio (ZrO2), comercialmente conhecido como Zircónia, que é um sólido cristalino, de cor clara a branca, que tem uma resistência à fratura e resistência química especialmente elevadas na forma cúbica. Rotineiramente, existem três tipos de zircónia que são atualmente utilizados em medicina dentária: policristal de zircónia tetragonal tria-estabilizada (YTZP), zircónia parcialmente estabilizada com magnésia e alumina endurecida com zircónia. Um policristal de zircónio tetragonal (TZP), que é zircónio estabilizado com ítrio, normalmente utilizado em dentisteria pediátrica[51].

11.1 Propriedades da Zircónia

A zircónia tem propriedades mecânicas semelhantes às do aço inoxidável. A sua resistência à tração pode atingir 900-1200 MPa e a sua resistência à compressão é de cerca de 2000 MPa. A zircónia é uma cerâmica policristalina sem componentes vítreos que se apresenta em três formas, nomeadamente, Monoclínica - zircónia pura estável a 1107 0C; Tetraclónica - acima de 1107 0C e de face cúbica - a 2370 0C Sob grandes tensões, a zircónia sofre fissuras devido aos maiores volumes de expansão. Esta pode ser reduzida pela adição de uma pequena quantidade de ítria, pelo que o material resultante tem uma elevada resistência à compressão e uma elevada resistência à fratura, resistência à corrosão, durabilidade e biocompatibilidade. A densidade da zircónia é de 6,05 gm/cm3 e a dureza é de 1200 HV. A resistência à compressão é de 2000 MPa e a resistência à fratura é de 7-10 MPam1/2 respetivamente.

11.2 Indicações da coroa de zircónio

Cáries multi-superfície

Cáries nos bordos incisais

Dentes fracturados com superfície proximal

Após terapia pulpar

Dentes anteriores descoloridos

Cáries do biberão

11.3 Contra-indicações da Zircónia

Encolhimento dos dentes

Inflamação gengival à volta do dente

Bruxismo[52]

11.4 Coroas de zircónio disponíveis no mercado

11.4.1 Nu smile Zircónia (Zr): É constituída por cerâmica monolítica de Zr de alta qualidade. Tem uma durabilidade acrescida com uma resistência superior à do esmalte. A translucidez da cerâmica de Zr proporciona uma excelente estética e evita o problema de dentes escuros à mostra através de dentes tratados pulparmente. Também é fornecida com uma coroa de prova Nusmile para verificar o ajuste antes da cimentação final. Esta caraterística não só poupa o tempo do clínico na cadeira, como também elimina passos extra e a desinfeção da coroa (figura 2). As coroas de zircónio Nusmile têm uma melhor adaptação marginal ao dente e são mais pequenas na fenda cervical do que as de outras marcas.

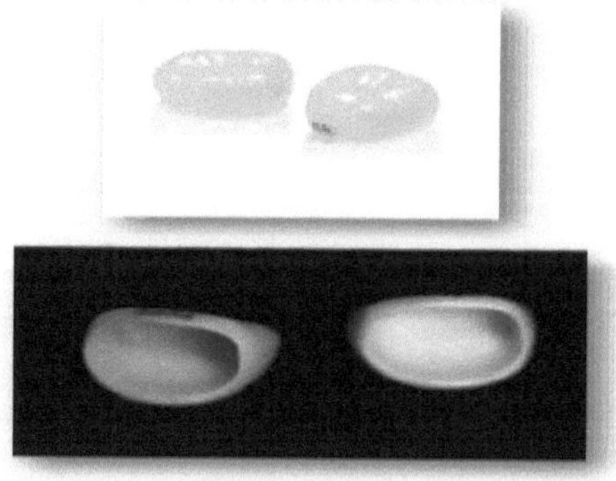

Figura 2. Nusmile

11.4.2 Coroas Kinder em Zircónia: Baseia-se na tecnologia Nano, produz zircónia mais consistente e de alta qualidade. Tem uma superfície polida para reduzir o desgaste do esmalte oposto. Possui um sistema de retenção interno que bloqueia a restauração após a cimentação. Estas bandas de retenção também proporcionam uma área de superfície adicional para ligação. A margem fina da coroa de zircónia kinder torna o perfil de emergência da coroa o mais natural possível (figura 3). Está disponível em dois tamanhos: Tamanho médio e tamanho regular. Os tamanhos médios são concebidos para os primeiros e segundos molares primários para aliviar os problemas de assentamento em situações em que se colocam coroas consecutivas ou quando os pacientes sofreram uma grande perda de espaço. As coroas de tamanho médio mantêm a sua largura vestíbulo-lingual, ao mesmo tempo que a largura mesio-distal foi reduzida para permitir uma colocação e posicionamento mais fáceis.

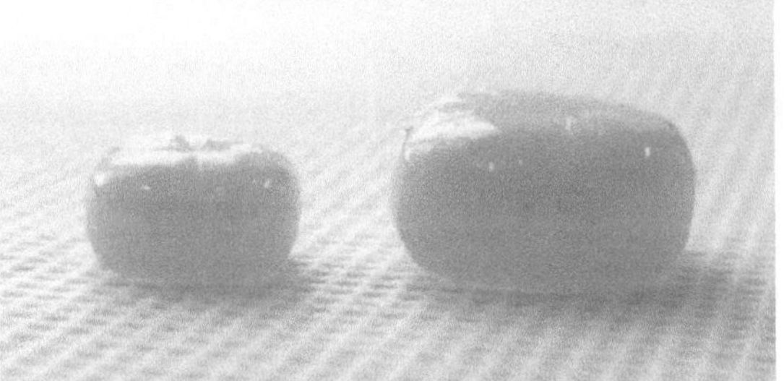

Figura 3. Coroas Kinder

11.4.3 Coroas EZ Pedo: É fornecida com a tecnologia de retenção patenteada "zir - lock ultr", ou seja, ranhuras de retenção que se estendem até às margens da coroa, evitando a lavagem do cimento. Também evita a entrada de bactérias nocivas e, além disso, proporciona duas vezes mais área de superfície para a ligação. A retenção adicional é proporcionada através de jato de óxido de alumínio

11.4.4 Kids-e-Crown: Estas coroas estão disponíveis em dois kits, ou seja, kit de coroa anterior e posterior. As coroas posteriores têm uma mesa oclusal interna plana com paredes axiais uniformes. Existem caixas micromecânicas para retenção (figura 4). A espessura da parede é de 0,3 mm e as margens são de 0,2 mm. Os tamanhos das coroas anteriores variam de 0-5 e, nas posteriores, existem cinco tamanhos regulares 2-6 e três tamanhos estreitos 3-5. Os tamanhos estreitos são tamanhos médios com dimensões buco-linguais mais largas para lesões proximais e casos de perda de espaço. A rotulagem das coroas é gravada de forma permanente no interior da coroa[53] .

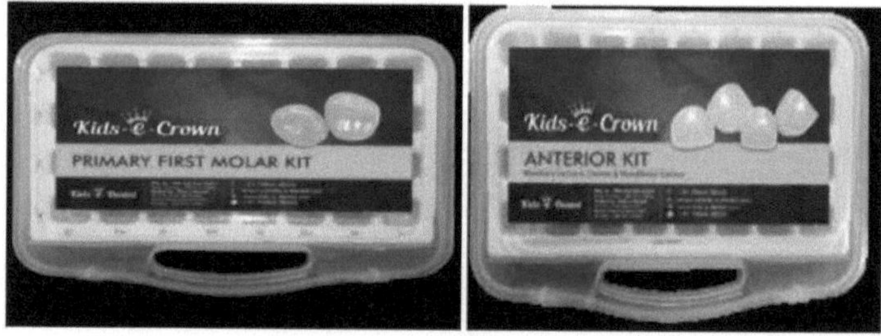

Figura 4. Crianças e coroa

11.4.5 Coroa de assinatura: Tem 0,2 mm de margem de borda de pena e 0,5 mm de espessura total. As coroas posteriores têm uma parede disto-proximal plana do primeiro molar primário e uma parede proximal plana mesial do segundo molar primário, sem coroas estreitas (figura 5). Na parte anterior, estão disponíveis as opções de contorno universal e lado esquerdo/direito. Existem tamanhos 1-6 posterior e 1-4 anterior sem coroas com perda de espaço como a coroa Kidz-e[53] .

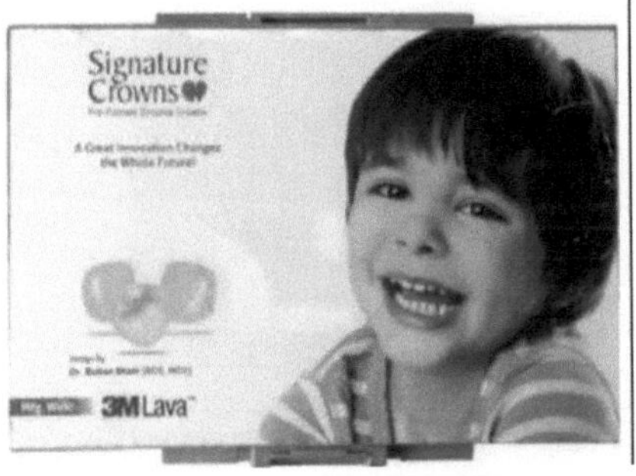

Figura 5. Coroas de assinatura

11.5 Preparação do dente:

A preparação do dente para a zircónia e a cimentação da coroa são passos clínicos cruciais na colocação da zircónia. A folga adequada, as angulações corretas e as linhas de acabamento do fio da navalha clinicamente visíveis ajudam a preservar a saúde gengival e acumulam menos placa bacteriana. A preparação adequada do dente ajuda a melhorar significativamente a estética; o ajuste adequado da coroa reduz as hipóteses de fratura da faceta e poupa tempo de cadeira. A preparação do dente deve ser tal que a coroa se adapte passivamente ao dente sem utilizar pressão[54].

11.5.1 Técnica da coroa anterior

Procedimento

Seleção da coroa: Selecionar o tamanho adequado da coroa medindo a largura mesiodistal com um compasso de calibre vernier ou um divisor simples (figura 6).

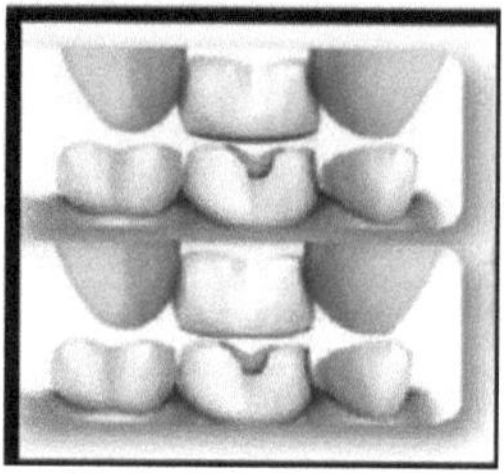

Figura 6. Seleção da coroa

Preparação dos dentes:

Redução incisal: Reduzir 1,5-2mm incisalmente usando uma broca em forma de donut seguindo o plano incisal (figura 7).

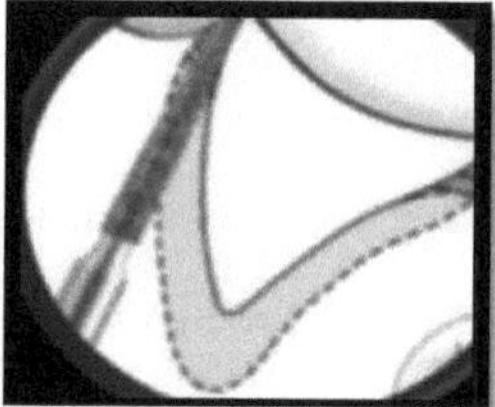

Figura 7. redução incisal

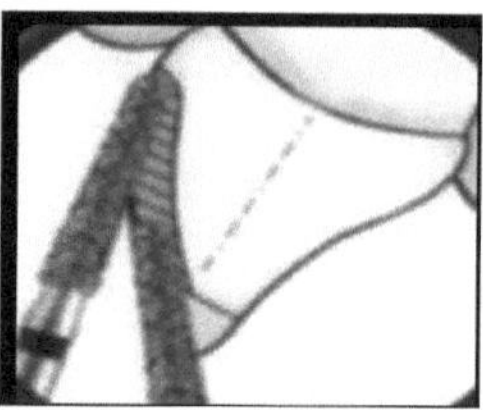

Figura 8. Redução supra-gengival

Redução supra-gengival: Efetuar uma linha de acabamento chanfrada de 0,5-1 mm em todos os quatro lados da coroa. Margens equi-gengivais utilizando uma broca de chanfro. Redução supragengival utilizando uma broca cónica, remover a linha de acabamento do chanfro 1 a 2 mm subgengival fazendo uma borda de penas ou sem linha de acabamento.

Verificar o ajuste e o controlo da hemorragia: Verificar o ajuste passivo da coroa selecionada. Controlar a hemorragia utilizando pressão ou hemostato. Limpar a coroa sob água corrente e com álcool para remover sangue e saliva.

11.5.2

Procedimento **da técnica posterior**

Seleção da coroa: Pode ser efectuada utilizando a dimensão mesio-distal do dente correspondente com a ajuda de um divisor. Isto é feito segurando uma coroa contra o dente existente ou considerando a dimensão mesio-distal e selecionando o tamanho da coroa a utilizar com base no tamanho original do dente. Em alternativa, um sistema de raios X digital que pode pré-dimensionar a coroa efectuando medições em software e fazendo corresponder a largura interproximal do paciente ao tamanho de coroa correspondente. A anestesia local é aplicada antes da preparação do dente.

Preparação oclusal: Utilizando o rebordo marginal dos dentes adjacentes como ponto de referência, é efectuada uma redução oclusal de 1,5-2 mm. Uma redução oclusal adequada é extremamente importante para o ajuste e colocação corretos das coroas de zircónio pediátricas. O plano oclusal final da coroa de zircónia pediátrica assentada é determinado pela quantidade de redução oclusal. Para a redução oclusal, recomenda-se a utilização de uma broca de diamante de grão grosso (1,2 mm).

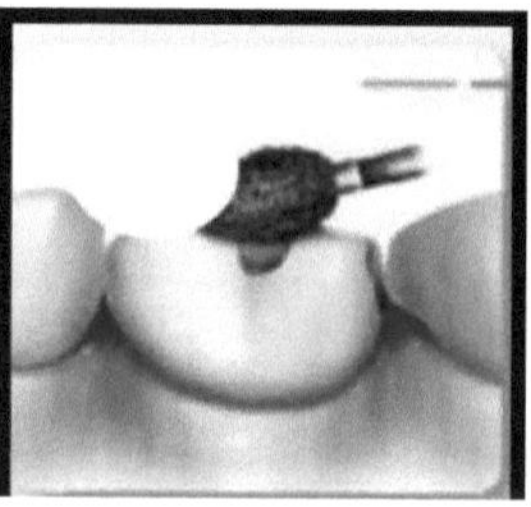

Redução buco-lingual: Reduzir a parede buco-lingual aproximadamente 1-1,5 mm utilizando uma broca de diamante em forma de chama. Durante a redução buco-lingual, mantenha a broca paralela ao dente. Manter a broca paralela ao dente assegura uma redução consistente desde a oclusão até ao tecido gengival.

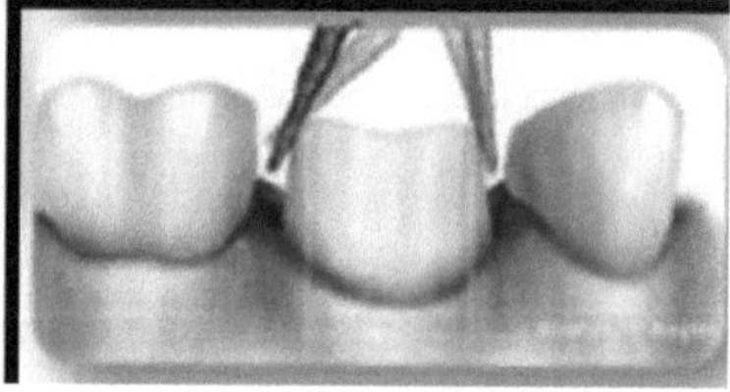

Redução interproximal: Reduz-se 1 mm interproximalmente utilizando uma broca de diamante em forma de chama, como uma de carboneto cónico .368 ou .330. Durante a redução interproximal, manter a broca paralela ao dente e permanecer supragengival. Esta técnica reduz a probabilidade de contacto com a polpa. Margem de pena: Utilizando uma broca de diamante em forma de chama, reduz 1-2 mm subgengivalmente, terminando com uma margem emplumada. Muitas vezes existe uma faixa remanescente de estrutura dentária, logo abaixo do tecido - a remoção dessa estrutura dentária é a chave para conseguir um ajuste passivo.

Prova de ajuste: A chave mais importante a recordar quando se coloca a zircónia é que é necessário um ajuste passivo. A Zircónia é uma cerâmica sólida e não se flexiona. Se a coroa não entrar no sítio sem resistência, é necessário reduzir mais estrutura dentária. A coroa de tamanho adequado assentará passivamente e subgengivalmente 1-2 mm e não deve alterar o tecido gengival. Cimentação: O dente e a coroa são limpos de todos os resíduos de sangue. A hemostase da gengiva é obtida através de pressão aplicada com um dedo. Para a cimentação, deve ser utilizado um cimento de resina ou um cimento de resina de polimerização dupla.

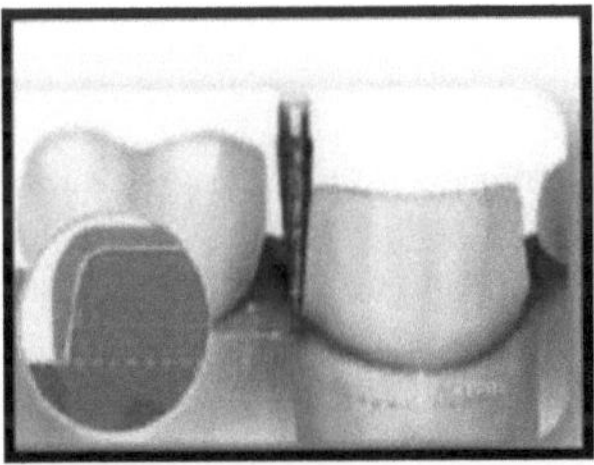

Figura 11. Redução proximal

Vantagens:

- Elevada resistência e tenacidade

 - Resiste ao desgaste

- Suficientemente translúcido para ser comparável aos dentes naturais

- Menos remoção de dentes - Tamanho, forma e cor modificáveis

 - Biocompatível

- Boa aceitação dos doentes

Desvantagens da coroa de zircónio:

- As coroas de zircónio não podem ser engastadas como as coroas de aço inoxidável.

- Devido à inflamação, a hemorragia gengival pode dificultar a fixação do cimento para unir a coroa de zircónia ao dente.

- São caras em comparação com outras coroas

As coroas de zircónia são esterilizadas por autoclave e outros métodos como jato de areia, hipoclorito de sódio ou solução de limpeza como Zirclean (BISCO) OU Ivoclean (Ivoclar Vivadent). As coroas de zircónia apresentam uma excelente estética, inclusão total do dente tratado ou cariado, nenhuma parte da coroa que possa descolar e um procedimento menos delicado para cimentação em comparação com uma coroa de tira de resina. Os cimentos de cimentação à base de resina são utilizados para a cimentação de coroas de zircónia. A contaminação salivar da coroa durante o ensaio de cimentação pode enfraquecer a ligação ao cimento de resina. A falha da coroa de zircónia é notada quando as coroas de zircónia são indevidamente polidas pelo fabricante e apenas o esmalte pode ser destrutivo para a estrutura dentária oposta[5]

12. PÉPTIDO DE AUTO-MONTAGEM (P11-4)

12.1 Introdução

A molécula de péptido auto-montante P11-4 foi objeto de um estudo aprofundado. Trata-se de um péptido sintético de 11 aminoácidos, concebido de forma racional, que sofre uma automontagem hierárquica em fitas, fitas, fibrilas e fibras de folha B. Existe como unímero de conformações de bobina aleatória em água acima de pH 7,5, mas a pH baixo adopta uma conformação de folha β antiparalela. Também se auto-monta em condições fisiológicas de uma forma dependente da concentração. Foi demonstrado que a incorporação de Glu- ou Orn- na estrutura primária poderia permitir uma auto-montagem rápida e reversível através da simples alteração do pH. Li e colegas estudaram o papel dos péptidos de auto-montagem na remineralização do esmalte com base numa abordagem biomimética, cujo principal objetivo é reproduzir o processo natural de mineralização do esmalte. Em 2016, foi também relatado que as proteínas não colagénicas com carga negativa desempenham uma função na atração de iões de cálcio com carga positiva durante o processo natural de mineralização e que a carga negativa actua como um local de nucleação, sendo a formação de cristais minerais realizada através do crescimento e fusão de núcleos minerais. Para além da utilização do péptido P11-4 no esmalte, a sua aplicabilidade nos tecidos dentinários tem sido recentemente investigada. De Sousa et al., em 2019, avaliaram a interação do P11-4 com componentes orgânicos da dentina, bem como o seu impacto na atividade proteolítica, aspectos mecânicos da interface de ligação e avaliação da nanoinfiltração em dentina simulada afetada por cáries. O P11-4 interage com as fibras de colagénio tipo I, melhorando a integridade da camada híbrida gerada pela dentina artificial afetada por cárie e aumentando a resistência das fibras de colagénio à proteólise.

12.2 Péptido auto-montável P11-4

Acar et al., em 2017, descreveram os papéis das proteínas e dos péptidos no corpo humano, que podem dobrar-se em várias formas, o que os torna biomateriais valiosos. Os blocos de construção dos péptidos são os aminoácidos. Sugeriram também que podem ser colocadas cadeias laterais de aminoácidos com um terminal -COOH ou -NH2. Aggeli et al., em 2003, afirmaram que existe uma interação controlada entre péptidos adjacentes e que esta interação pode auto-organizar-se em diferentes estruturas. Em 2017, Fan et al. referiram-se a este facto como auto-montagem molecular. Além disso, afirmaram que peptídeos específicos, como o peptídeo α-helicoidal, o peptídeo de folha β, o peptídeo anfifílico, o peptídeo cíclico e o dipeptídeo, podem se automontar. A menor ocorrência de efeitos secundários e a libertação estável do fármaco são também vantagens das estruturas automontadas à base de péptidos. A auto-montagem destas estruturas pode resultar na formação de nanoestruturas, incluindo nanofibras, nanotubos e nanovesículas. Em 2007, Gelain et al. referiram a utilização destas nanoestruturas automontadas como suportes no domínio da medicina regenerativa, da cultura de células de tecidos 3-D e dos sistemas de administração de medicamentos. O péptido auto-montante P11-4 é uma das alternativas biomiméticas promissoras para a remineralização do esmalte. O grupo do péptido P11 realiza uma auto-montagem unidimensional e hierárquica quando a concentração do monómero do péptido se aproxima da concentração crítica do monómero (C*). Em segundos, formam-se nanotapas e fitas de folha β com um comprimento de micrómetros, que depois se juntam para criar fibrilas e fibras de ponta a ponta durante as 24 horas seguintes

Os resíduos de glutamina no final da cadeia aumentam as interações hidrofóbicas e as ligações de hidrogénio. A presença de arginina na estrutura química resulta numa carga líquida positiva, permitindo a formação de folhas β antiparalelas. Uma vez que os resíduos de glutamato são carregados negativamente a um pH mais elevado em solução aquosa, a repulsão eletrostática impede a produção eficiente de folhas β. No entanto, descobriu-se que os iões de sódio podiam amortecer os efeitos repulsivos dos resíduos carregados negativamente em condições fisiológicas (pH 7,4, NaCl 130 mM). O P11-4 sofre uma auto-montagem em resultado da interação iónica entre o ácido glutâmico carregado negativamente e a arginina carregada positivamente. O P11-4 apresenta quatro resíduos Glu carregados negativamente que podem atuar como locais de ligação de Ca2+ quando montados em fibras. A distância entre estes locais é de 9,4, o que está próximo da posição dos iões Ca2+ colunares na estrutura cristalina do HAP. Além disso, Firth et al. utilizaram o exame de raios X por dispersão de energia e revelaram que os rácios molares Ca/P dos cristais são consistentes com o HAP-1.67. Por conseguinte, este péptido aniónico pode ser utilizado como uma solução de monómero injetável de baixa viscosidade que pode infiltrar-se no esmalte desmineralizado e gelificar rapidamente a níveis de pH inferiores a 8,0. Além disso, a estrutura tridimensional recentemente construída tem uma forte interação química com a superfície do dente. Por conseguinte, poderia atuar como um modelo para a nucleação e deposição de HAP na lesão, imitando o papel das proteínas da matriz do esmalte.

12.3. Fundamentação

Na grande maioria dos casos, as cáries incipientes não tratadas ou inadequadamente tratadas resultam na formação de uma cavidade no dente, que tem de ser tratada de forma invasiva. Uma obturação pode durar de 10 a 15 anos. Depois disso, uma obturação mais extensa é rotineiramente colocada, o que frequentemente resulta na perda do dente. Tem sido relatado [35,66] que o flúor é a principal razão para a redução da cárie devido ao seu potencial cariostático. Apesar de sua eficácia em retardar o avanço da cárie, ele tem várias desvantagens. O flúor não elimina totalmente as cáries. Além disso, não ocorre uma mineralização profunda. Isto requer a utilização de uma terapia para regenerar uma deficiência mineral no esmalte dentário devido a uma lesão de cárie e pode ser designada como "Remineralização Guiada do Esmalte" (RGE). A dentina também tem o potencial de sofrer esta remineralização biomimética.

Método de Aplicação do Peptídeo P11-4 É pertinente remover a película superficial utilizando hipoclorito de sódio a 2% seguido da aplicação de ácido fosfórico a 35% durante 20 s. Após a limpeza e secagem dos dentes, a superfície deve ser avaliada quanto à presença de poros abertos. O objetivo é permitir que o material penetre na lesão e inicie o processo. Fluoretos e outras substâncias químicas promotoras da remineralização também podem auxiliar nesse processo, como observado na literatura anterior. Por outro lado, a fluoretação com produtos que contenham mais de 5000 ppm não deve ser realizada imediatamente após a aplicação. Como o processo de remineralização depende do tempo, é necessário administrar o péptido várias vezes ao longo de 3-6 meses para obter o efeito benéfico. No entanto, um estudo efectuado por Brunton concluiu que uma única aplicação está associada a uma regeneração significativa do esmalte, presumivelmente por promover a deposição de minerais no tecido subsuperficial.

12.4. Modo de ação

Aggeli et al. descreveram o modo de ação do péptido P11-4. A sua estrutura química (Ace-Gln-Gln-Arg-Phe-Glu-Trp- Glu-Phe-Glu-Gln-Gln-NH2) é constituída por cinco aminoácidos: arginina, triptofano, fenilalanina, glutamina e ácido glutâmico. É também designado por oligopeptídeo. Descreveram também que o péptido de 11 aminoácidos P11-2 é modificado para permitir a auto-montagem de péptidos em resposta a alterações de pH. Os resíduos de glutamina (Gln) do péptido P11-2 estão organizados numa ordem específica. Estes resíduos têm cadeias laterais que interagem e provocam a formação de folhas β. Ao substituir os resíduos de ácido glutâmico nas posições 5 e 7 por resíduos de glutamina, o péptido P11-4 foi induzido a permanecer monomérico a pH elevado e a transformar-se num gel nemático a pH baixo. Já em 2006, Davies et al. descreveram a formação de fibras peptídicas a partir da estrutura de folha β que se auto-monta para gerar nanotapes, o tipo mais simples de estrutura hierárquica. Estas fitas têm uma estrutura helicoidal devido à sua torção e flexão. As nanofitas são formadas quando as nanofitas são entrelaçadas. As nanofitas não têm a mesma estrutura helicoidal que as nanofitas, mas têm uma curvatura em forma de sela. Isto acontece porque a flexão e a torção das fitas têm de ser reduzidas para promover o empilhamento. O empilhamento de nanofitas resulta na produção de nanofibrilas. O número de fitas que podem ser empilhadas é determinado pelo equilíbrio entre a torção das nanofitas envolvidas no empilhamento e o aumento da energia de atração dessas fitas. Uma fita com um ângulo de torção curto terá um passo grande. Se a magnitude da energia de atração for suficientemente grande, a fita desenrolar-se-á completamente, provocando o empilhamento e a produção de um cristal bidimensional. Uma fita com ângulos de torção significativos e uma menor magnitude de energia de atração não produzirá fibrilhas; em vez disso, a estrutura de equilíbrio na solução será uma fita. Assim, são necessários ângulos de torção baixos a moderados e uma energia de atração baixa a intermédia para produzir fibrilas separadas. É possível um entrelaçamento de borda a borda com fibrilas estáveis. As fibras peptídicas são assim formadas, servindo de suporte para a criação de novo de cristais de hidroxiapatite. O mecanismo de ação do péptido P11-4 (Figura 1) mostra a formação de uma unidade de auto-montagem hierárquica. Kirkham et al., em 2007, descreveram a sua conversão em nanoestruturas, construindo assim um andaime em circunstâncias ambientais adequadas. A presença de catiões e um pH baixo de 7,4 caracterizam uma lesão cariosa. O péptido P11-4 auto-monta-se nestas condições. Ao submeter-se à auto-montagem numa dimensão, produz uma estrutura de folha β. As ligações de hidrogénio intermoleculares e as interações entre as cadeias laterais estão envolvidas neste processo de auto-montagem. Fan et al., em 2017, descreveram a estrutura da folha β, que é anfifílica porque tem uma sequência peptídica com aminoácidos hidrofóbicos e hidrofílicos alternados. A caraterística anfifílica da estrutura da folha β impulsiona sua propriedade de automontagem.

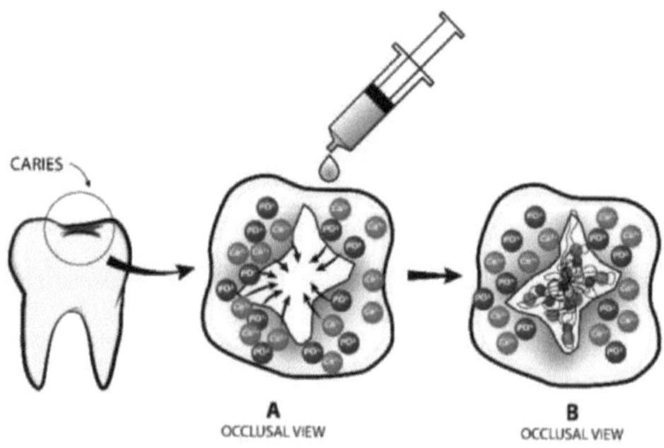

Figura 1. Interação peptídica

Foi em 2006 que se descreveu a interação entre agregados de péptidos que conduzem à formação de uma estrutura 3D flexível ou de um gel anisotrópico mais rígido. À medida que a concentração de péptidos aumenta, aumenta também o número de agregados gerados e o comprimento médio dos péptidos.

A uma determinada concentração (Cgel), é possível observar a interação entre os agregados. Quando a concentração de uma solução excede a de Cgel, esta é considerada um estado semi-diluído. As fitas e fitas mais flexíveis criam uma estrutura 3D tipo esponja, o que leva à gelificação. Por outro lado, as fibrilas mais rígidas alinham-se em domínios nemáticos e unem-se para formar uma estrutura de gel anisotrópica. Este método muda o líquido do estado isotrópico para o estado nemático. Investigadores anteriores demonstraram que o péptido P11-4 tem uma viscosidade baixa e é um líquido isotrópico a pH elevado. Muda para um estado de gel nemático durante o processo de auto-montagem, que ocorre num intervalo de pH de 6,8-7,2. Utilizaram medidas reológicas para investigar a transição de fluidos nemáticos para fluidos isotrópicos. De acordo com as suas descobertas, o péptido P11-4 de auto-montagem permanece monomérico e apresenta um comportamento newtoniano a valores de pH mais elevados.

Apresentou um comportamento intermitente entre o líquido isotrópico e o gel nemático no intervalo de pH de 6,9 a 7,3, que é conhecido como a região bifásica. A viscosidade diminui a pH 6,6, e transforma-se num estado nemático com caraterísticas de fluido viscoelástico; a pH 2, transforma-se num gel nemático com baixa tensão de cedência. Entre pH 2,0 e pH 13,0, o péptido de auto-montagem existe em quatro estados distintos. Também podiam criar uma mudança instantânea entre a fase de gel nemático e a fase de fluido isotrópico, introduzindo adequadamente um ácido ou uma base. No entanto, após quatro "saltos de pH", o gel floculou devido ao aumento da força iónica. Wierichs et al., em 2017, discutiram as desvantagens da técnica de peptídeos de auto-montagem. Concluíram que a forma nemática de um péptido auto-montante sofre floculação em ambientes orais, onde o pH flutua devido a ciclos alternados de desmineralização e remineralização. Este estado de floculação do péptido auto-montante é relativamente inerte e pode obstruir o processo de remineralização. Além disso, afirmaram também que, durante o processo de remineralização, a incorporação destes floculados no esmalte tem impacto na difusão de iões de cálcio, fosfato e flúor para a superfície do esmalte. Como resultado, durante as fases posteriores da desmineralização, a disponibilidade de iões fluoreto é reduzida.

Avaliação da eficácia do péptido P11-4 A avaliação clínica in vivo do sucesso do tratamento com o péptido P11-4 é avaliada por vários métodos. Welk et al. avaliaram utilizando a medição da impedância pelo CarieScan Pro e a medição morfométrica (em mm^2) da lesão, a sensação tátil utilizando um espelho dentário e um explorador. O DIAGNOdent também foi utilizado por alguns autores.

O Sistema Internacional de Deteção e Avaliação da Cárie (ICDAS) II foi utilizado para avaliar a melhoria qualitativa da remineralização. Os estudos in vitro sobre o péptido P11-4 foram avaliados utilizando Microscopia Eletrónica de Varrimento (SEM), Microscopia de Força Atómica (AFM) com microindentação, DIAGNOdent, microCT, espetroscopia de infravermelhos (IR), dicroísmo circular (CD). A nanoindentação baseada em AFM é uma ferramenta valiosa para investigar a desmineralização e a remineralização do esmalte amolecido superficialmente com alta precisão. Soares et al., 2017 descreveram a remineralização do esmalte pelo peptídeo P11-4 usando SEM, como mostrado na Figura 2

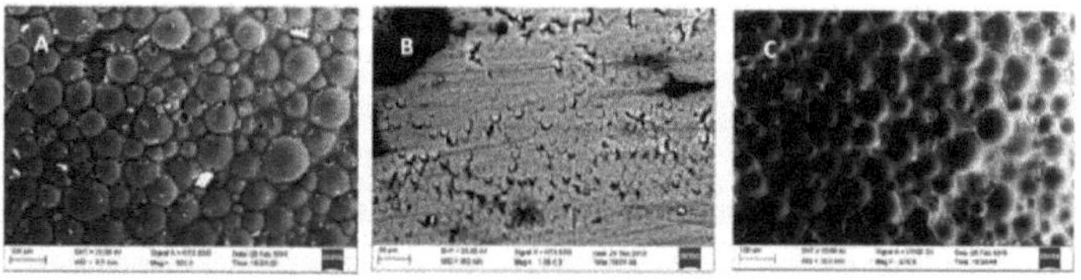

Figura 2. Imagem SEM do esmalte

A semelhança estrutural entre o esmalte saudável e o esmalte tratado com P11-4 sugeriu uma remineralização biomimética através da nucleação de cristais de HA. Soares et al. também relataram maiores valores de dureza média da superfície em comparação com o fluoreto de fosfopéptido de caseína-fosfato de cálcio amorfo (CPP ACPF), o vidro bioativo (BAG) e o gel de hidroxiapatite (HA) enriquecido com fluoreto. Resultados semelhantes foram registados por Jablonski et al., em 2014.

Brunton et al., em 2013, encontraram porosidades num WSL do esmalte e relataram que, devido à sua baixa viscosidade, o péptido monomérico P11-4 penetra nessas porosidades quando aplicado. O péptido auto-monta-se numa estrutura fibrosa viscosa sob a influência das circunstâncias observadas num ambiente cariado. Os grupos aniónicos do péptido P11-4 atraem iões de cálcio e podem precipitar cristais de hidroxiapatite a partir do zero. O nucleador retira os iões dos fluidos dos tecidos e organiza-os numa estrutura cristalina. Os cristais só crescem depois de os núcleos cruciais terem sido estabilizados. A matriz do andaime é responsável por esta estabilização. Este mecanismo é semelhante ao que acontece naturalmente antes da erupção do dente, quando as proteínas da matriz do esmalte se auto-organizam para orientar a precipitação dos cristais de hidroxiapatite. A investigação ex vivo e os ensaios clínicos em lesões de cárie precoce de classe V analisaram o efeito dos péptidos de auto-montagem. Brunton et al. também afirmaram que as lesões precoces da superfície lisa do esmalte demonstraram beneficiar da utilização do péptido de auto-montagem P11-4 (Curodont®). Os principais efeitos do péptido são observados nos primeiros trinta dias de tratamento e manifestam-se como uma redução do tamanho da lesão.

No entanto, o problema deste estudo é a ausência de um grupo de controlo. Depois de o péptido construir uma nova matriz de esmalte, os iões de cálcio e fosfato da saliva são incorporados para remineralizar os dentes. Este efeito é mantido através da utilização regular da pasta remineralizante. Schlee et al., em 2018, estudaram a utilização do péptido P11-4 em cáries proximais. Eles afirmaram que, quando uma lesão cariosa proximal atinge a dentina, o risco de cavitação aumenta drasticamente. Um procedimento restaurador para tal lesão resultaria no comprometimento da integridade do dente. Como resultado, é fundamental que o clínico tente evitar que uma lesão cariosa proximal progrida para a dentina. A utilização do péptido auto-montante P11-4 resultou na regressão de lesões cariosas proximais iniciais, atrasando ou evitando a necessidade de procedimentos de restauração.

Um estudo contrastante realizado por Golland et al., em 2017, em dentes de bovinos, concluiu que a aplicação do péptido P11-4 no esmalte bovino desmineralizado não conduziu a um aumento da fluorescência medida através da fluorescência quantitativa a laser, indicando falta de remineralização ou cristais irregulares. Além disso, Memarpour et al. (2021) revelaram que os dentes decíduos tratados com o péptido P11-4 apresentavam a percentagem mais baixa de microdureza da superfície do esmalte. Além disso, o rácio médio de percentagem de peso de cálcio / fosfato de P11-4 foi significativamente menor do que os outros (p <0,001).

Recentemente, um estudo de Wahba e colegas relatou a incapacidade do péptido P11-4 para remineralizar cáries em dentes decíduos. No entanto, alguns estudos concluíram os efeitos benéficos do péptido P11-4 combinado com verniz fluoretado em relação à utilização de verniz fluoretado isoladamente. Além disso, outro estudo relatou que o peptídeo P11-4 funcionou melhor quando foi combinado com flúor ou CCP-ACPF do que quando usado sozinho.

Cárie induzida por tratamento ortodôntico A desmineralização pode ocorrer perto de braquetes durante o tratamento ortodôntico fixo. As alterações precoces do esmalte podem progredir, e podem surgir WSLs se não forem utilizadas estratégias preventivas adequadas. De acordo com uma meta-análise, 45,8% dos pacientes desenvolveram novas lesões de cárie durante o tratamento ortodôntico. A alta demanda de tratamento e a prevalência de problemas relacionados ao biofilme, de acordo com alguns especialistas, tornam o tratamento ortodôntico um possível problema de saúde pública. Embora se tenha verificado que o flúor previne com sucesso as cáries dentárias, quando a lesão de cárie se desenvolveu até ao nível clinicamente evidente de WSL, e o melhor resultado provável é a paragem da atividade da lesão, existem restrições à utilização de flúor. Em 2020, Jablonski et al. estudaram o uso do peptídeo P11-4 em pacientes com alto risco de cárie, como os que recebem tratamento ortodôntico. Chegaram à conclusão de que a eficácia de ganho mineral do verniz fluoretado é superior à aplicação única de verniz fluoretado. O benefício é que melhora a remineralização do esmalte, o que é especialmente importante nestes doentes porque o flúor sozinho pode não ser suficiente. Outro estudo realizado por Knaup et al., em 2021, concluiu que a resistência de união ao cisalhamento não foi afetada pela utilização do péptido P114 protetor de cáries antes da colocação dos brackets. Como resultado, a preparação da superfície do esmalte com o péptido P114 antes da inserção do bracket é uma opção viável.

Cárie dentária Uma análise da literatura revelou apenas um estudo de Sousa et al. que analisou a aplicabilidade do péptido auto-montante P11-4 no tecido dentinário com componentes orgânicos da matriz dentinária. Os resultados demonstraram uma nova e promissora capacidade do péptido auto-montante P11-4 de se ligar ao colagénio tipo I. Estas caraterísticas aumentaram a largura das fibrilas e, em última análise, aumentaram a resistência imediata das fibras de colagénio tipo I contra a atividade da colagenase. Isto pode provavelmente dever-se às propriedades do P11-4 como ligante de colagénio, levando ao reforço da interface de ligação e à inibição da proteólise do colagénio na camada híbrida. A microscopia de força atómica das amostras de dentina mostrou hidrogéis P11-4 secos com estruturas nanofibrilares paralelas. A largura média das fibras de colagénio tipo I na presença do péptido P11-4 aumentou de 30 para 330 nm.

Hipersensibilidade da dentina Foram encontrados dois estudos sobre o tratamento da hipersensibilidade utilizando péptidos auto-montáveis. Acredita-se que a hipersensibilidade da dentina (HD) ocorre como resultado do fluxo de fluido dentro dos túbulos dentinários expostos na superfície do dente. A maioria dos tratamentos é concebida para ocluir estes túbulos. A fim de determinar a eficácia do péptido auto-montante P11-4 no tratamento da hipersensibilidade dentinária, foram realizados muitos ensaios clínicos aleatórios. Devido aos locais de ligação à hidroxiapatite, o péptido auto-montante P11-4 tem uma elevada afinidade para a superfície dentinária. Como resultado, as interações electrostáticas ligam a matriz ao dente, devido ao qual os túbulos dentinários são ocluídos, e a hipersensibilidade dentinária é reduzida devido a estas interações. Outro estudo in vitro investigou a capacidade de um novo gel de matriz peptídica auto-montante com fosfato de cálcio em ocluir eficazmente os túbulos dentinários em comparação com pastas dentífricas dessensibilizantes selecionadas. A capacidade do gel dessensibilizante e das pastas dentífricas para ocluir os túbulos dentinários foi avaliada e comparada antes e depois da escovagem, utilizando a Microscopia Eletrónica de Varrimento (SEM) em superfícies de dentina gravadas e fracturadas. O gel de matriz peptídica auto-montante demonstrou uma redução mais significativa no número de túbulos abertos em comparação com os outros dentífricos dessensibilizantes. As reduções nas medições de condutância hidráulica foram observadas como sendo de 55,1 (± 12,5%).

Erosão do esmalte A primeira referência ao fator causal da erosão do esmalte remonta a 1975 por Geddes, que sugeriu o aumento do consumo de refrigerantes e sumos de fruta altamente ácidos. Na microscopia eletrónica de varrimento, estas erosões podem ser vistas como rugosidade e anomalias na superfície. O esmalte é protegido com o péptido de auto-montagem P11-4 antes ou depois da exposição a estes ambientes ácidos. Este retarda a deterioração do esmalte e ajuda na remineralização. No entanto, Attin et al. referiram que não se verificou qualquer efeito antierosivo, nem qualquer diferença significativa em relação ao grupo de controlo não tratado.

12.5. Perspectivas e conclusões

Os exemplos recentes de muitos ensaios clínicos bem sucedidos do péptido de auto-montagem P11-4 na iniciação da capacidade regenerativa dos tecidos duros dentários permitiram vislumbrar as suas aplicações generalizadas no futuro. Uma vez que este péptido tem potencial para um avanço na medicina dentária no que diz respeito à remineralização guiada do esmalte, a investigação deve ser orientada para os efeitos dos péptidos auto-montantes nas estruturas dentárias do dente. É importante lembrar que a remineralização in vitro pode ser substancialmente diferente das alterações na cavidade oral in vivo. Consequentemente, as extrapolações diretas para contextos clínicos devem ser realizadas com cautela. Assim, podem ser efectuados futuros estudos de coorte in vivo em superfícies tratadas para revelar os efeitos a longo prazo do ambiente oral na longevidade clínica das superfícies dentárias tratadas. Também sublinha uma maior exploração do péptido P11-4 na terapia regenerativa de defeitos do tecido periodontal humano. Os autores também sugerem a utilização desta tecnologia para aumentar a resistência da ligação antes do tratamento ortodôntico. O efeito promissor do P11-4 na cárie precoce do esmalte através da remineralização guiada do esmalte é evidenciado por estudos anteriores. Alguns relatórios duvidaram dos seus efeitos benéficos quando utilizado isoladamente; no entanto, é também pertinente notar que alguns estudos relataram melhores resultados quando combinado com outros agentes do que quando utilizado isoladamente. Isto leva a inferir que as provas que permitem tirar uma conclusão concreta sobre o seu verdadeiro potencial clínico continuam a ser pouco exploradas.

13. MATERIAIS INTELIGENTES

Classificação

Um material de restauração inteligente passivo: Responde a alterações externas sem controlo externo

- Cimento de ionómero de vidro
- GIC modificado com resina
- Compomidores
- Compósito dentário

B Materiais de restauração inteligentes activos

1 Dentisteria de restauração

- Giro inteligente
- Compósito inteligente
- Ariston phc
- Compósitos de painéis compostos de alumínio (ACP)
- Brocas de preparação inteligente

2 Prótese dentária

- Cerâmica inteligente
- Material de impressão inteligente

3 Ortodontia

- liga com memória de forma

4 Medicina dentária pediátrica e preventiva

- Selante de fossas e fissuras com libertação de flúor
- Selantes de fossas e fissuras de libertação ACP

5 Endodontia

- Instrumentos rotativos de níquel-titânio

6 Cirurgia oral

- Suturas inteligentes

7 Fibras inteligentes para medicina dentária a laser

8 Péptido antimicrobiano inteligente

13.1 Odontologia de restauração

13.1.1 Cimento de ionómero de vidro inteligente

Podem ocorrer grandes flutuações de temperatura na cavidade oral devido à ingestão de alimentos e líquidos quentes ou frios. Assim, os materiais de restauração colocados neste ambiente podem apresentar expansão ou contração térmica em resposta a estímulos térmicos. O coeficiente de expansão térmica (CTE) é normalmente utilizado para descrever as alterações dimensionais de uma substância em resposta a alterações térmicas.6 Ao lidar com alterações volumétricas induzidas termicamente, a comparação dos valores de CTE do material de restauração e da substância dentária é mais importante do que o valor de CTE do próprio material. O desajuste da expansão e contração térmicas entre uma restauração e a estrutura do dente pode causar tensões na interface, o que pode levar à microinfiltração. Uma observação interessante foi feita em alguns estudos para determinar os valores de ETC de vários materiais de restauração, e foi demonstrado que o Cimento de Ionómero de Vidro (CIV) tem um potencial comportamento termoresponsivo inteligente. Os GICs têm um CTE próximo do dos tecidos duros dentários. Através da observação, verificaram-se alterações dimensionais mínimas ou nulas nos GICs em termos de aquecimento (expansões) e arrefecimento (contracções) entre 20° e 50°C em condições húmidas, mas os materiais demonstraram uma contração acentuada quando aquecidos a 50°C em condições secas. Esta ação deveu-se ao movimento da água para dentro ou para fora da estrutura do gel, o que imita o comportamento da dentina humana e mostra indiretamente o comportamento das caraterísticas inteligentes.7 O outro aspeto do comportamento inteligente destes materiais é a capacidade de libertação e recarga de flúor.8 O GIC, compómero ou giómero modificado com resina também apresenta estas caraterísticas inteligentes, por exemplo, GC Fuji IX GP EXTRA (Zahnfabrik Bad Säckingen, Alemanha) (Figura. 1)[45].

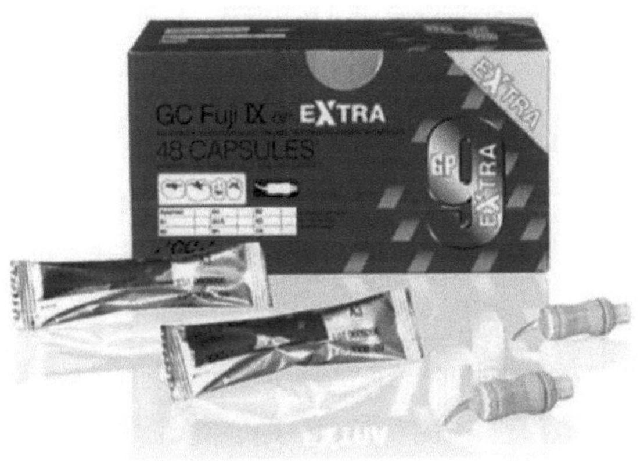

Figura.1 GC Fuji IX GP EXTRA - Ionómero de vidro de presa mais rápida, que proporciona uma estabilidade melhorada contra a água, uma caraterística importante num ambiente oral exigente

13.1.2 Compósitos inteligentes

A Skrtic desenvolveu materiais de restauração biologicamente activos únicos que contêm um painel de compósito de alumínio (ACP) como carga encapsulada num aglutinante de polímero, que pode estimular a reparação da estrutura dentária porque liberta quantidades significativas de iões de cálcio e fosfato de forma sustentada. Mecanismo de ação: Em pH neutro ou elevado, o ACP permanece como ACP. Quando ocorrem valores de pH baixos, ou seja, iguais ou inferiores a 5,8, durante um ataque de cárie, o ACP converte-se em hidroxiapatite (HAP) e precipita, substituindo assim o HAP perdido pelo ácido. Assim, quando o nível de pH na boca desce abaixo de 5,8, estes iões fundem-se em segundos para formar um gel. Em menos de 2 minutos, o gel transforma-se em cristais amorfos, resultando em iões de cálcio e fosfato.

A Smart Composites Skrtic desenvolveu materiais de restauração biologicamente activos únicos que contêm um painel de compósito de alumínio (ACP) como carga encapsulada num aglutinante de polímero, que pode estimular a reparação da estrutura dentária porque liberta quantidades significativas de iões de cálcio e fosfato de forma sustentada. Mecanismo de ação: Em pH neutro ou elevado, o ACP permanece como ACP. Quando ocorrem valores de pH baixos, ou seja, iguais ou inferiores a 5,8, durante um ataque de cárie, o ACP converte-se em hidroxiapatite (HAP) e precipita, substituindo assim o HAP perdido pelo ácido. Assim, quando o nível de pH na boca desce abaixo de 5,8, estes iões fundem-se em segundos para formar um gel. Em menos de 2 minutos, o gel transforma-se em cristais amorfos, resultando em iões de cálcio e fosfato. um material de restauração "inteligente" porque liberta iões de cálcio, flúor e hidroxilo quando os valores de pH intra-orais descem abaixo do pH crítico de 5,5; contraria a desmineralização e promove a remineralização. O material pode ser curado adequadamente em espessuras de até 4 mm[46] .

13.2 Brocas **Smart Prep**

São brocas de polímero feitas de resina de poliamida. Sua dureza é menor que a da dentina sadia e maior que a da dentina cariada. Assim, estas brocas são capazes de remover a dentina cariada mole, mas quando entram em contacto com a dentina dura, queimam, evitando o corte desnecessário da estrutura dentária.10 Comercialmente, estão disponíveis duas brocas: Broca Smart (Figura 3) e Polybur-1 As brocas Smart estão disponíveis em três tamanhos diferentes de 004, 006 e 008, e a velocidade recomendada para uso é de 500 a 800 rpm. A Polybur-1 também está disponível nos tamanhos 014, 018 e 023 e é utilizada a uma velocidade superior à da broca inteligente, cerca de 2000 a 8000 rpm. Ambas as brocas têm uma forma redonda com arestas de corte em forma de pá. Um estudo demonstrou que foi removida significativamente menos dentina sã com a broca de preparação inteligente quando comparada com a broca redonda de aço inoxidável[47.]

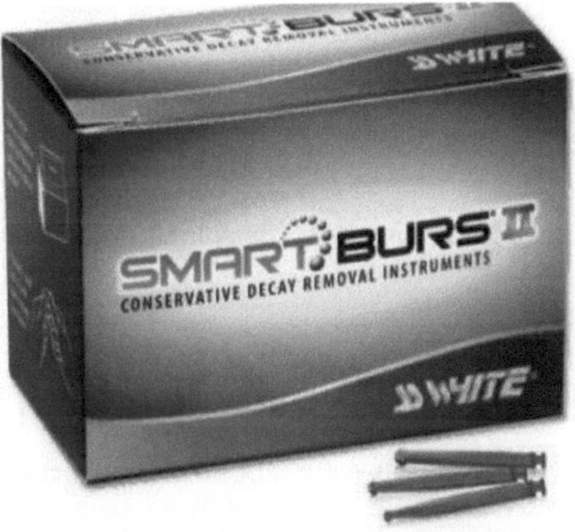

Figura.3 Brocas inteligentes

13.3 Selantes de fossas e fissuras libertadores de ACP

O ACP foi descrito pela primeira vez por Aaron S. Posner em 1963. É um antecedente vital na formação biológica do HAP. Tem duas propriedades: Preventiva e restauradora, justificando a sua utilização em cimentos dentários, adesivos, selantes de fossas e fissuras e compósitos (Fig. 4).12 Mecanismo de ação Em pH neutro ou elevado, o ACP permanece na sua forma original no ambiente oral. No entanto, quando o pH circundante desce para um nível em que pode desmineralizar a superfície do dente, ou seja, a um nível igual ou inferior a 5,8 (pH crítico), o ACP converte-se em HAP cristalino, substituindo assim o cristal de HAP perdido pelo ácido. Estes iões libertados fundem-se em segundos e formam um gel. Em menos de 2 minutos, este gel transforma-se em cristais amorfos, resultando em iões de cálcio e fosfato.

O HAP cristalino é o produto final estável na precipitação de iões de cálcio e fosfato a partir de neutros ou básicos e neutraliza o ácido e amortece o pH. É considerado como um "material inteligente" porque:

- Actua como um reforço do mecanismo de defesa natural do dente apenas quando necessário.

- Tem uma longa duração e não é lavável.

- Não é necessária a colaboração do doente. Exemplos incluem o Aegis Pit and Fissure Sealant produzido pela Bosworth[48]

Considerando o facto de as superfícies oclusais constituírem apenas 12% da superfície do dente, são oito vezes mais vulneráveis à cárie do que as superfícies lisas. Assim, a prevenção da cárie oclusal assume uma importância primordial na preservação da estrutura dentária. Existem dois métodos comuns de incorporação de flúor nos materiais selantes de fissuras: (a) O sistema de troca aniónica (composto orgânico de flúor quimicamente ligado à resina) e (b) adição de sal de flúor à resina não polimerizada. O mecanismo de libertação de flúor do selante de fissuras com flúor continua a ser especulativo. A libertação de flúor pode ocorrer a partir do material selante insolúvel como resultado da porosidade. Também pode ocorrer porque o ião fluoreto ou o vidro de fluoreto não está firmemente ligado às moléculas de resina polimerizada. Exemplos disso são o Fluoroshield e o Deltonplus .[49]

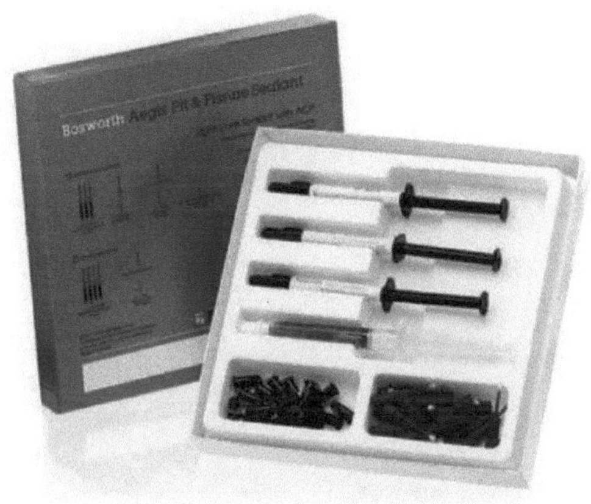

Figura 4. O compósito inteligente de libertação de ACP utilizado como selante de fossas e fissuras

13.4 Materiais **de impressão inteligentes**

Aquasil Ultra Smart Wetting® Material de moldagem Esta nova fórmula de Aquasil (Fig. 5) é uma adição ao material de moldagem de silicone concebido com um ângulo de contacto reduzido, um aumento da resistência ao rasgamento e a manutenção de uma viscosidade baixa durante o tempo de trabalho. O material está disponível nas viscosidades regular e de presa rápida, rígida (verde claro), pesada (verde claro), monofásica (castanho), baixa (azul-petróleo) e extra-baixa (laranja).[50]

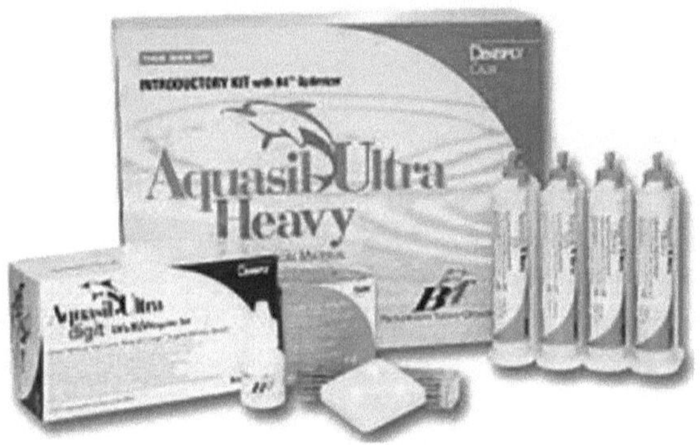

Figura 5. Aquasil

13.5 CERÂMICA **INTELIGENTE**

Em 1995, a primeira "ponte dentária totalmente em cerâmica" foi inventada na ETH Zurich com base num processo que permitia a maquinação direta de dentes e pontes em cerâmica. Desde então, o processo e os materiais foram testados e introduzidos no mercado como Cercon - smart ceramics. Cercon é um material totalmente cerâmico à base de zircónia criado a partir de uma unidade sem qualquer subestrutura metálica, o que permite que se misture bem com a dentição natural circundante.

Vantagens

- Sem metal, biocompatível;

- Proporciona uma estética excecional sem reservas ou compromissos;

- Possui propriedades de resistência à fratura, resistência à flexão, fiabilidade e transformação cristalográfica do óxido de zircónio[56]

13.6 SMAs - Liga de níquel e titânio

As SMAs constituem um grupo de materiais metálicos com a capacidade de recuperar um comprimento ou uma forma previamente definidos quando sujeitos a uma carga termomecânica adequada. O efeito de memória de forma foi observado pela primeira vez em ligas de cobre-zinco e cobre-estanho por Greniger e Mooradian em 1938, mas foi apenas no início dos anos 60 que Buehler et al criaram e patentearam o Nitinol, uma liga de níquel-titânio (NiTi) no Naval Ordinance Laboratory em Silver Springs, Maryland, EUA. As ligas SMA têm propriedades excepcionais, tais como super elasticidade, memória de forma, boa resistência à fadiga e ao desgaste, e uma biocompatibilidade relativamente boa.16 A utilização comercialmente mais importante das SMAs reside nas aplicações ortodônticas. Os fios de arco feitos de aço inoxidável têm sido utilizados como medida corretiva para dentes desalinhados durante muitos anos. Devido à flexibilidade limitada e ao carácter de tração destes fios, são aplicadas forças consideráveis aos dentes, que causam um grande desconforto. É necessário retensionar estes fios a cada 3 ou 4 semanas nas fases iniciais do tratamento, para o que o doente tem de visitar o ortodontista com muita frequência. Os fios superelásticos são atualmente utilizados para estas medidas corretivas. Devido às suas propriedades elásticas e à sua extensibilidade, o nível de desconforto pode ser reduzido significativamente, uma vez que o AME aplica forças contínuas e suaves, que se situam na gama fisiológica, durante um período mais longo. As visitas ao ortodontista também são significativamente reduzidas. Exemplo: arcos e brackets de NiTi[57].

13.6.1 Instrumentos **rotativos de NiTi**

A introdução de limas de NiTi na endodontia rotativa tornou a instrumentação mais fácil e mais rápida do que a instrumentação manual convencional durante a preparação biomecânica do tratamento do canal radicular. As limas endodônticas de nitinol para procedimentos de canal radicular oferecem flexibilidade, durabilidade e capacidade de torque superiores às limas de aço inoxidável[58] . Este efeito de memória de forma e a superelasticidade das limas rotativas de NiTi17 oferecem as seguintes vantagens:

- Menor probabilidade de quebra da lima dentro do canal durante a instrumentação;

- Menos fadiga para o operador;

- Menos transporte e menor incidência de aberração do canal; e

- Dor pós-operatória mínima para o paciente.

13.7 Sutura **inteligente**

Estas suturas são constituídas por polímeros biodegradáveis com memória de forma. São aplicadas de forma solta na sua forma temporária e as extremidades são fixas. Quando a temperatura é elevada acima da temperatura de transição térmica, a sutura encolhe e aperta o nó, aplicando uma força óptima. Esta temperatura de transição térmica, que é próxima da temperatura do corpo humano, e a capacidade de biodegradação do polímero promovem uma aplicação biocompatível, dando um nó com a tensão adequada na cirurgia. As suturas inteligentes também feitas de plástico ou fios de seda cobertos com sensores de temperatura e microaquecedores podem detetar infecções (Figura 6). Exemplo: Novel MIT Polymer (Aachen, Alemanha)[59]

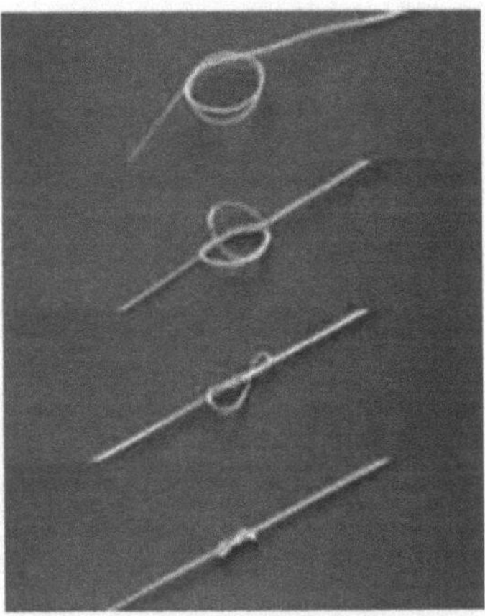

Figura 6. Aperto da sutura inteligente após preparação de elevação em temperatura térmica

13.8 Fibras inteligentes para medicina dentária a laser

A transmissão de impulsos laser de alta energia capazes de ablacionar os tecidos dentários é uma questão crucial na medicina dentária a laser (Wigdor et al; Fried; Strassl et al). Foram desenvolvidas fibras fotónicas de núcleo oco para a transmissão de radiação laser de alta influência capaz de ablacionar o esmalte dentário. Estas fibras fotónicas são conhecidas como fibras inteligentes. Os impulsos de 40 ps de granada de ítrio-alumínio dopada com neodímio com uma energia total até 2 mJ são transmitidos para um núcleo oco de uma fibra de cristal fotónico com um diâmetro de núcleo de aproximadamente 14 μm e são focados na superfície de um dente para ablação do tecido dentário. As mesmas fibras servem não só para transportar o impulso laser de alta potência para a superfície do dente, mas também para transmitir a emissão dos plasmas produzidos pelos impulsos laser na superfície do dente na direção inversa para deteção e diagnóstico ótico[62] .

13.9 Péptido antimicrobiano inteligente

O repertório de antibióticos afecta uma vasta gama de microrganismos, incluindo a flora normal. A perturbação ecológica resultante do tratamento com antibióticos resulta frequentemente em infecções secundárias ou noutras consequências clínicas negativas. Para resolver este problema, foi recentemente desenvolvida uma nova classe de moléculas selectivas para os agentes patogénicos, designadas peptídeos antimicrobianos especificamente (ou seletivamente) orientados (STAMPs), com base na fusão de um domínio peptídico orientado para uma espécie específica com um domínio peptídico antimicrobiano de largo espetro. Uma feromona bacteriana natural [peptídeo estimulador de competência (CSP)] serve como domínio peptídico alvo num STAMP contra um agente patogénico bacteriano oral, Streptococcus mutans, que é o principal microrganismo responsável pela causa da cárie dentária. Outros estudos mostraram que uma região de 8 aminoácidos dentro da sequência CSP é suficiente para a entrega direcionada do domínio do péptido antimicrobiano a S. mutans. Estes STAMPs são capazes de eliminar S. mutans de biofilmes multiespecíficos sem afetar estreptococos orais não cariogénicos intimamente relacionados, indicando o potencial destas moléculas para serem desenvolvidas em antibióticos "probióticos", que poderiam eliminar seletivamente os agentes patogénicos, preservando simultaneamente os benefícios protectores de uma flora normal saudável[67] .

<u>CONCLUSÃO</u>

Com o objetivo de desenvolver biomateriais de restauração biomiméticos, tem sido realizada muita investigação, quer modificando os materiais existentes, quer desenvolvendo novos materiais. Foi explorada uma variedade de tecnologias de processamento, incluindo nanotecnologia, métodos de fabrico e funcionalização de biomateriais. Na última década, os materiais de restauração biomiméticos demonstraram avanços consideráveis nas suas propriedades que simulam as dos tecidos naturais. No entanto, devido à natureza estrutural e funcional complexa dos tecidos dentários, o desenvolvimento de materiais de restauração biomiméticos ainda se encontra numa fase preliminar. Do mesmo modo, a engenharia de tecidos biomiméticos registou um crescimento exponencial, passando de uma fase teórica em desenvolvimento para um campo multifacetado e emergente nas últimas décadas; no entanto, a transposição desses desenvolvimentos para aplicações práticas e clínicas exige mais investigação. Considerando os grandes desafios enfrentados pelos investigadores e clínicos, talvez seja necessária mais de uma década para que os materiais biomiméticos sejam implementados em maior escala no tratamento de lesões dentárias. É provável que novas modalidades de tratamento alternativas estejam disponíveis para aplicações clínicas após descobertas inovadoras no domínio da genética, da biologia molecular, da biologia celular e da ciência dos materiais. Através destas modalidades de tratamento, é possível efetuar a regeneração da dentina, do esmalte, da polpa, procedimentos de restauração e gestão dos tecidos moles do periodonto. Nos próximos anos, o reforço e a conclusão da estrutura dentária por regeneração biológica serão evidentes através destas modalidades. O desenvolvimento e a transposição de restaurações dentárias inteligentes e orientadas por biomimética do laboratório para a medicina dentária clínica também têm um enorme potencial. No entanto, existem ainda numerosos desafios e limitações no que respeita a aplicações clínicas e resultados previsíveis devido à complexidade da estrutura dentária natural. No entanto, os mecanismos biológicos e bioquímicos relacionados com a biomineralização requerem uma maior expansão do conhecimento. A possibilidade de utilizar novos biomateriais com modelos biomiméticos inovadores sem células, proteínas intrinsecamente desordenadas e estratégias de remineralização eficazes baseadas em péptidos pode ter uma perspetiva concebível. Para além disso, o papel de vários agentes biomiméticos e moléculas envolvidas na regeneração do tecido dentário exigiria um estudo mais aprofundado. No entanto, está em curso uma investigação interdisciplinar abundante para desenvolver materiais biomiméticos. Esperamos que estejam disponíveis tecidos dentários completamente regenerados (esmalte, dentina, polpa e cemento) com propriedades biológicas, mecânicas e nano-estruturais mineralizadas que imitem as dos tecidos dentários naturais.

No século XXI, a ciência e a tecnologia dependem fortemente do desenvolvimento de novos materiais que se espera que respondam às alterações ambientais e manifestem as suas próprias funções de acordo com as condições ideais. Os materiais inteligentes são uma resposta a esta exigência de materiais amigos do ambiente e reactivos, que alteram as suas propriedades para desempenhar funções específicas. Devido a um rápido progresso nesta área da ciência, os materiais inteligentes são uma boa promessa para o futuro e no domínio da medicina dentária biosmart. Os médicos dentistas devem estar cientes destes materiais inovadores para permitir a sua utilização e utilizar as suas propriedades óptimas na prática diária, a fim de fornecer soluções eficazes e de qualidade para os problemas dentários.

REFERÊNCIA

1. Harkness, J.M. Um homem de ideias (a vida de Otto Herbert Schmitt). IEEE Eng. Med. Biol. Mag. 2004, 23, 20-41. [CrossRef] [PubMed]

2. Bhushan, B. Biomimética. Philos. Trans. R. Soc. Math. Phys. Eng. Sci. 2009, 367, 1443-1444. [CrossRef] [PubMed]

3. Kottoor, J. Endodontia biomimética: Barreiras e estratégias. Health Sci. 2013, 2, 7-12.

4. Sharma, V.; Srinivasan, A.; Nikolajeff, F.; Kumar, S. Processo de biomineralização em tecidos duros: A complexidade da interação entre as proteínas e as contrapartes inorgânicas. Ata Biomater. 2020. [CrossRef] [PubMed]

5. Cleymand, F.; Rousseau, M.; Mano, J.F. Introducing biomimetic approaches to materials development and product design for engineering students. Bioinspired Biomim. Nanobiomaterials 2015, 4, 207-212. [CrossRef]

6. Santulli, C.; Langella, C. Introduzir os estudantes à bio-inspiração e ao design biomimético: Uma experiência de workshop. Int. J. Technol. Des. Educ. 2011, 21, 471-485. [CrossRef]

7. Ullah, R.; Zafar, M.S. Oral and dental delivery of fluoride: A review. Fluoride 2015, 48, 195-204.

8. Zafar, M.S.; Ahmed, N. Therapeutic roles of fluoride released from restorative dental materials (Papéis terapêuticos do flúor libertado de materiais dentários restauradores). Fluoride 2015, 48, 184-194.

9. Akyuz, S.; Yarat, A.; Alturfan, E.E.; Kaya, S. Fluoride in Saliva and Its Impact on Health; Preedy, V.R., Ed.; Fluorine Chemistry Group, Royal Society of Chemistry: Cambridge, Reino Unido, 2015; pp. 173-185.

10. Donnermeyer, D.; Bürklein, S.; Dammaschke, T.; Schäfer, E. Selantes endodônticos à base de silicatos de cálcio: Uma revisão sistemática. Odontology 2019, 107, 1-16. [CrossRef]

11. Sanz, J.L.; Rodríguez-Lozano, F.J.; Llena, C.; Sauro, S.; Forner, L. Bioatividade dos materiais biocerâmicos utilizados na terapia do complexo dentina-polpa: Uma revisão sistemática. Materiais 2019, 12, 1015. [CrossRef]

12. Bazos, P.; Magne, P. Bio-emulação: Emular biomimeticamente a natureza utilizando uma abordagem histo-anatómica; análise estrutural. Eur. J. Esthet. Dent. 2011, 6, 8-19. [PubMed]

13. Tirlet, G.; Crescenzo, H.; Crescenzo, D.; Bazos, P. Restaurações adesivas cerâmicas e medicina dentária biomimética: Preservação e adesão dos tecidos. Int. J. Esthet. Dent. 2014, 9, 354-369.

14. Yu, X.; Wang, L.; Jiang, X.; Rowe, D.; Wei, M. Biomimetic CaP coating incorporated with parathyroid hormone improves the osseointegration of titanium implant. J. Mater. Sci. Mater. Med. 2012, 23, 2177-2186. [CrossRef] [PubMed]

15. Barrere, F.; van der Valk, C.; Meijer, G.; Dalmeijer, R.; de Groot, K.; Layrolle, P. Osteointegração de um revestimento biomimético de apatite aplicado a implantes metálicos densos e porosos em fémures de cabras. J. Biomed. Mater. Res. Part B Appl. Biomater. 2003, 67, 655-665. [CrossRef]

16. Zafar, M.S.; Fareed, M.A.; Riaz, S.; Latif, M.; Habib, S.R.; Khurshid, Z. Revestimentos de superfície terapêutica personalizados para implantes dentários. Revestimentos 2020, 10, 568. [CrossRef]

17. Galler, K.M.; D'Souza, R.N.; Hartgerink, J.D. Biomateriais e suas potenciais aplicações na engenharia de tecidos dentários. J. Mater. Chem. 2010, 20, 8730-8746. [CrossRef]

18. Zafar, M.; Khurshid, Z.; Almas, K. Oral tissue engineering progress and challenges. Tissue Eng. Regen. Med. 2015, 12, 387-397. [CrossRef]

19. Bottino, M.C.; Kamocki, K.; Yassen, G.H.; Platt, J.A.; Vail, M.M.; Ehrlich, Y.; Spolnik, K.J.; Gregory, R.L. Bioactive nanofibrous scaffolds for regenerative endodontics. J. Dent. Res. 2013, 92, 963-969. [CrossRef]

20. Murray, P.E.; Garcia-Godoy, F.; Hargreaves, K.M. Regenerative endodontics: Uma revisão do estado atual e um apelo à ação. J. Endod. 2007, 33, 377-390. [CrossRef].

21. Yang, J.; Yuan, G.; Chen, Z. Pulp regeneration: Abordagens actuais e desafios futuros. Front. Physiol. 2016, 7, 58. [CrossRef]

22. Boushell, L.W.; Sturdevant, J.R. Sturdevant's Art and Science of Operative Dentistry. In 1-Clinical Significance of Dental Anatomy, Histology, Physiology, and Occlusion; Ritter, A.V., Boushell, L.W., Walter, R., Eds.; Elsevier: St. Louis, MO, USA, 2019; pp. 1-39.

23. Nanci, A. Ten Cate's Oral Histology: Development, Structure, and Function; Mosby: St. Louis, MO, EUA, 2012; p. 411.

24. Ruan, Q.; Moradian-Oldak, J. Amelogenin and enamel biomimetics. J. Mater. Chem. B 2015, 3, 3112-3129. [CrossRef]

25. Perdigão, J.; Walter, R.; Miguez, P.A.; Swift, E.J. Sturdevant's Art and Science of Operative Dentistry. Em 5-Conceitos fundamentais de adesão ao esmalte e à dentina; Ritter, A.V., Boushell, L.W., Walter, R., Eds.; Elsevier: St. Louis, MO, EUA, 2019; pp. 136-169.

26. Fincham, A.; Moradian-Oldak, J.; Simmer, J. The structural biology of the developing dental enamel matrix. J. Struct. Biol. 1999, 126, 270-299. [CrossRef] [PubMed] 27. Nakashima, M.; Akamine, A. A aplicação da engenharia de tecidos para a regeneração da polpa e dentina em endodontia. J. Endod. 2005, 31, 711-718. [CrossRef] [PubMed]

28. Berkovitz, B.K.; Holland, G.R.; Moxham, B.J. Oral Anatomy, Histology and Embryology E-Book; Elsevier Health Sciences: Amesterdão, Países Baixos, 2017.

29. Slavkin, H.C. Biomimetics: Substituir partes do corpo já não é ficção científica. J. Am. Dent. Assoc. 1996, 127, 1254-1257. [CrossRef] [PubMed]

30. Mann, S. A biomimética do esmalte: Um paradigma para a síntese organizada de biomateriais. Ciba Found. Symp. 1997, 205, 261-274.

31. Magne, P. Resinas compostas e porcelana colada: A era pós-amálgama. CDA J. 2006, 34, 135-147.

32. Scribante, A.; Bollardi, M.; Chiesa, M.; Poggio, C.; Colombo, M. Propriedades de flexão e módulo de elasticidade de diferentes materiais de restauração estética: Avaliação após exposição a bebida ácida. BioMed Res. Int. 2019, 2019. [CrossRef]

33. Wang, Y.; Darvell, B. Effect of elastic modulus mismatch on failure behaviour of glass ionomer cement under Hertzian indentation (Efeito da incompatibilidade do módulo de elasticidade no comportamento de falha do cimento de ionómero de vidro sob indentação hertziana). Dent. Mater. 2012, 28, 279-286. [CrossRef] [PubMed]

34. McCabe, J.F.; Walls, A. Applied Dental Materials; John Wiley and Sons: Hoboken, NJ, EUA, 2013. 24, 732-736. [CrossRef] [PubMed]

35. Gaengler, P.; Hoyer, I.; Montag, R. Avaliação clínica de restaurações posteriores em compósito: O relatório de 10 anos. J. Adhes. Dent. 2001, 3, 185-194.

36. Edelhoff, D.; Sorensen, J.A. Tooth structure removal associated with various preparation designs for anterior teeth. J. Prosthet. Dent. 2002, 87, 503-509. [CrossRef]

37. Roulet, J.; Söderholm, K.; Longmate, J. Effects of treatment and storage conditions on ceramic/composite bond strength (Efeitos das condições de tratamento e armazenamento na resistência da ligação cerâmica/compósito). J. Dent. Res. 1995, 74, 381-387. [CrossRef]

38. Bansal, R.; Jain, A. Overview on the current antibiotic containing agents used in endodontics. N. Am. J. Med. Sci. 2014, 6, 351-358. [PubMed]

39. Vallés, M.; Roig, M.; Duran-Sindreu, F.; Martínez, S.; Mercadé, M. Estabilidade da cor de dentes restaurados com biodentina: Um estudo in vitro de 6 meses. J. Endod. 2015, 41, 1157-1160. [CrossRef]

40. Khurshid, Z.; Husain, S.; Alotaibi, H.; Rehman, R.; Zafar, M.S.; Farooq, I.; Khan, A.S. Capítulo 18 - Novas técnicas de fabrico de andaimes para vidros

bioactivos. Em Aplicações Biomédicas Terapêuticas e Clínicas de Vidros Bioactivos, 1.ª ed.; Elsevier: Lodon, Reino Unido, 2019; pp. 497-519.

41. Huang, G.; Zhai, J.; Cheng, S.; Wang, Y.; Yang, L.; Liu, H.; Ran, R. A aplicação do quitosano e dos seus derivados como transportadores nanométricos para a administração de fármacos químicos e genes ou proteínas. Curr. Alvos de drogas 2015, 17. [CrossRef]

42. Liu, Y.; Wu, G.; de Groot, K. Biomimetic coatings for bone tissue engineering of critical-sized defects (Revestimentos biomiméticos para engenharia de tecido ósseo de defeitos de tamanho crítico). J. R. Soc. Interface 2010, 7, S631-S647. [CrossRef] [PubMed]

43. Liu, Y.; de Groot, K.; Hunziker, E.B. BMP-2 libertada de revestimentos de implantes biomiméticos induz e mantém a ossificação direta num modelo ectópico de rato. Bone 2005, 36, 745-757. [CrossRef]

44. Neel, E.; Chrzanowski, W.; Salih, V.; Kim, H.W.; Knowles, J. Tissue engineering in dentistry. J. Dent. 2014, 42, 915-928. [CrossRef]

45. Mc C abe JF, Yan Z, Al Naimi OT, Mahmoud G, Rolland SL. Materiais inteligentes em medicina dentária - Perspectivas futuras. Dent Mater J 2009;28:37-43.

46. Materiais e sistemas inteligentes. Postnote 2008;299:1-4.

47. Allameh SM, Akogwu O, Collinson M, Thomas J, Soboyejo WO. Geradores piezoeléctricos para aplicações biomédicas e dentárias: Eff ects of cyclic loading. J Mater Sci Mater Med 2007;18:39-45. 48. Gil FJ, Planell JA. Shape memory alloys for medical applications (Ligas com memória de forma para aplicações médicas). Proc Inst Mech Eng H 1998;212:473-88.

49. Lendlein A, Langer R. Biodegradable, elastic shape-memory polymers for potential biomedical applications. Science 2002;296:1673-6.

50. Stayton PS, El-Sayed ME, Murthy N, Bulmus V, Lackey C, Cheung C, et al. Sistemas de entrega "inteligentes" para terapêutica biomolecular. Orthod Craniofac Res 2005;8:219-25.

51.   Wyne A, Darwish S, Adenubi J, Battata S, Khan N. The prevalence and pattern of nursing caries in Saudi preschool children. Int J Paediatr Dent 2001; 11:361-4.

52.   Academia Americana de Odontopediatria. Diretrizes sobre dentisteria restauradora pediátrica. Pediatr Dent2013;35:226-34

53.   Chadha T, Yadav G, Tripathi AM, Dhinsa K, Arora D. Tendências recentes da Estética em Odontopediatria. Int J Oral Health Med Res 2017; 4(4):70-75

54   Chen L, Suh BI, Brown D, et al: Colagem de cerâmica de zircónia com primário: Evidência de ligação química e resistência de ligação melhorada. Am J Dent 2012;25:103-108

55.   Rolland SL, McCabe JF, Robinson C, Walls AW. Formação de biofilme in vitro na superfície de adesivos de dentina à base de resina. Eur J Oral Sci 2006;114:243-9.

56.   Dube M, Ponnappa KC. Smart ART! J Int Oral Health 2009;1:52-7.

57.   Xu HH, Weir MD, Sun L, Takagi S, Chow LC. Efeitos das nanopartículas de fosfato de cálcio no compósito Ca-PO4. J Dent Res 2007;86:378-83.

58.   LiĴ le DA. Um sistema de cerâmica inteligente para indicações alargadas. Inside Dent 2012;8:1-44271. Little DA, Crocker JJ. Utilização clínica de uma nova tecnologia de restauração sem metal. Relatos de casos. Atualização da DENTSPLY Ásia. 2003;1-3.

59.   Terry DA, Leinfelder KF, Lee EA, James A. A impressão: A blue print to restorative success. Int Dent SA 2006;8:12-21.

60.   Davidson CL. Cimento de ionómero de vidro, um material inteligente. Bull Group Int Rech Sci Stomatol Odontol 1998;40:38-42.

61.   Nomoto R, Komoriyama M, McCabe JF, Hirano S. Efeito do método de mistura na porosidade do cimento de ionómero de vidro encapsulado. Dent Mater 2004;20:972-8.

62.   Friend C. Smart materials: A tecnologia emergente. Mater World 1996;4:16-8. 16. Tenente Brent JC, Mc Clanahan S. Sistemas de instrumentos endodônticos rotativos de níquel-titânio. Clin Update 2003;25:15-6.

63.   Dammaschke T, Rodenberg TN, Schäfer E, Ott KH. Eficiência da broca de polímero SmartPrep em comparação com a broca convencional de carboneto de tungsténio na escavação de cáries de dentina. Oper Dent 2006;31:256-60.

64.   Yuan P. Polímeros biodegradáveis com memória de forma. Seminário de Literatura; setembro de 2010.

65.   Patel P. Suturas inteligentes que detectam infecções. Bio Med News 2012.

66.   Eckert R, He J, Yarbrough DK, Qi F, Anderson MH, Shi W. Eliminação selectiva de Streptococcus mutans por um péptido antimicrobiano "inteligente" guiado por feromonas. Antimicrob Agents Chemother 2006;50:3651-7.

67.   Galler KM, D'Souza RN, Hartgerink JD, Schmalz G. Scaff olds for dental pulp tissue engineering. Adv Dent Res 2011;23:333-9.

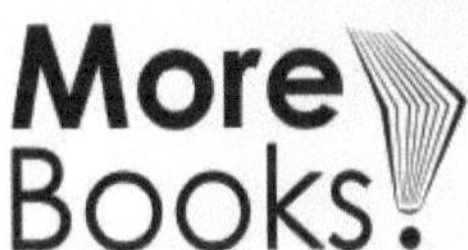

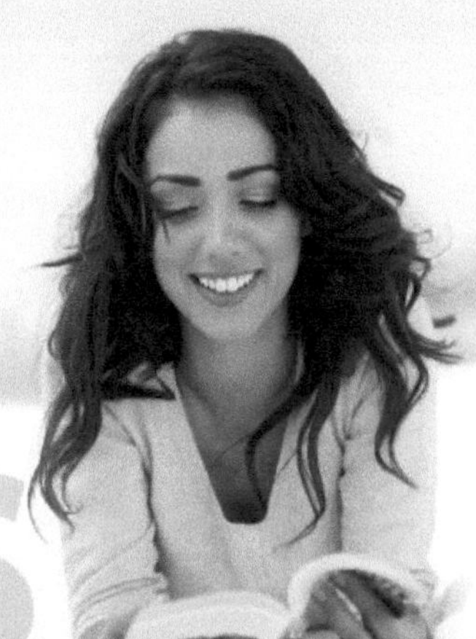

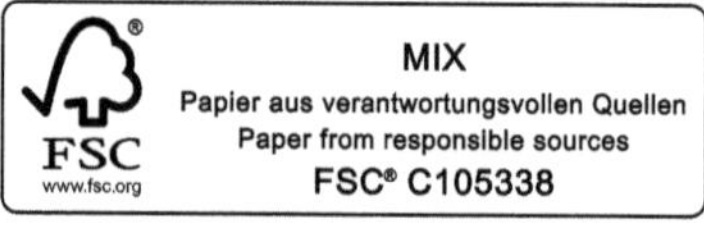

Printed by Books on Demand GmbH, Norderstedt / Germany